观舌养生

——舌诊入门一学就会

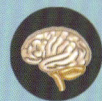 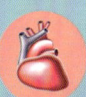 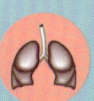 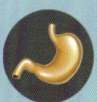

主　编　王彦晖

副主编　宛　金　何宽其　张恒鸿

编　委　钱林超　陈少东　钱小燕　赖鹏华　奚胜艳　张绍良

　　　　李鹏程　李鹏飞　王玉洁　张阳扬　刘　培

海峡出版发行集团 | 福建科学技术出版社
THE STRAITS PUBLISHING & DISTRIBUTING GROUP | FUJIAN SCIENCE & TECHNOLOGY PUBLISHING HOUSE

图书在版编目（CIP）数据

观舌养生：舌诊入门一学就会 / 王彦晖主编. — 福州：
福建科学技术出版社，2018.10（2025.6重印）
ISBN 978-7-5335-5636-5

Ⅰ.①观… Ⅱ.①王… Ⅲ.①舌诊 Ⅳ.①R241.25

中国版本图书馆CIP数据核字(2018)第123245号

书　　名　观舌养生——舌诊入门一学就会
主　　编　王彦晖
出版发行　福建科学技术出版社
社　　址　福州市东水路76号（邮编350001）
网　　址　www.fjstp.com
经　　销　福建新华发行（集团）有限责任公司
印　　刷　北京兰星球彩色印刷有限公司
开　　本　700毫米×1000毫米　1/16
印　　张　11.5
插　　页　1
图　　文　184码
版　　次　2018年10月第1版
印　　次　2025年6月第2次印刷
书　　号　ISBN 978-7-5335-5636-5
定　　价　48.00元

中医学是中华文明在生命科学方面的瑰宝，是研究"生生之道"的一门学问，在养生健体、防病治病方面形成了完整的体系。其中中医养生学主要研究如何保持健康、预防疾病、理疗康复和长寿善终，通过追求道法自然、天人合一达到整个生命过程的圆满。

健康的生活方式是养生的基础，中西医都提倡要合理膳食，充足睡眠，适当运动与保持平和心态。但中医的不同之处在于强调"辨证养生"。所谓"辨证养生"就是通过监控身体的寒、热、虚、实等关键维度，保持身体有一个优质的内环境，即"阴平阳秘"。只有这样，我们的五脏六腑、气血津液、周身经络和四肢百骸的功能才会和谐运行，人类才能健康少病而尽天年。只有维持正气充足，邪气稀少，寒热均衡，气血顺畅的"阴平阳秘"内环境才是有益于身心的状态。

《黄帝内经》说："阴阳者，天地之道也，万物之纲纪，变化之父母，生杀之本始，神明之府也，治病必求于本。"明代张景岳提出诊病要抓住阴阳六变，其实质就是运用阴阳学说辨证表、里、寒、热、虚、实六个维度。而六个维度中，又以寒、热、虚、实最为根本。无论养生还是疗疾，只要辨寒、热、虚、实基本无误，依证论治，身体状态的调整就能够取得正向效果。中医养生重视辨证论治，以绿豆为例，对于体质偏热者绿豆具有养生作用，但是对于体质偏寒者绿豆就如同毒药；又如海参，对肾阴虚者是补品，对痰湿内盛者就如毒药。因此，不恰当的养生还不如不养生。

所以，中医养生有两个关键点：一是，合理膳食，充足睡眠，适当运动与保持平和心态是养生的基础。二是，辨证养生，其又以正确判断寒、热、虚、实为重。辨证养生不在于选择食材和药材是否贵重，而在于食材和药材是否合乎身体的需要，是否有助于身体的阴平阳秘。

舌象与养生防病结合是目前中医辨证养生的最佳组合，客观直接，通俗易懂。中医认为，舌为心之苗、脾之外候，且舌苔乃胃气蒸发谷气上承于舌面而成，故胃气的盛衰可从舌苔的变化上反映出来。病理性的舌苔或是由胃气夹饮食浊气上升而成，或是邪气上升而形成。观察舌苔的颜色形态变化，可以诊察胃气的存亡，或者判断邪气的性质。由此可见，舌头和五脏六腑有着密切的联系，所以通过望舌就可以诊察内在脏腑的病变。

笔者的一个朋友的女儿，在6岁的时候就喜欢翻看家里的一本《观舌识健康》（福建科学技术出版社，2008年）。该书图文并茂，小孩以为是连环画，很是喜欢，经常翻阅。有一天她突然嚎啕大哭，说自己得了猩红热，因为她的舌象像是书中介绍的芒刺舌。家长立刻将她送往医院诊疗，果然是猩红热。得益于早发现，早治疗，小孩很快便康复了。这件事很好地说明了舌象是身体的一扇窗口，人们可以通过舌头初步了解身体的秘密。

随着智能手机、数码相机的普及，舌象的记录、保存和复制愈发方便起来。为了更好地研究舌象对于中医辨证的指导意义，我们的舌诊研究团队从 2000 年开始收集了上万张舌象照片，出版了专著 4 部，积累了丰富可靠的经验。为了让大众通过观舌学习养生，避免在辨证寒、热、虚、实时出现错误，笔者组织团队编写了本书。本书以舌象为辨证基础，力求通过舌象，让读者在寒证、热证、瘀血、痰湿、脾虚、肝气郁结等基本证的辨证上找到依据，为辨证养生提供一个指南针。

在此，笔者代表编委会感谢何鸿燊医疗拓展基金和中联永亨集团林瑞龙先生对医学事业的大力支持，以及在本书编写过程中，给予我们的帮助。

最后衷心祝愿大家健康生活，身心阴平阳秘，一生幸福安康。

世界中医药学会联合会舌象研究专业委员会会长
厦门大学医学院副院长、教授
王彦晖
2017 年初夏于鹭岛

目录 | CONTENTS

第三章　辨别体质助养生 …………… 37

第四章　常见病症巧应对 ·················· **59**

第一章

入门知识须掌握

　　找中医看过病的朋友都知道，基本上医生问上几句，把把脉，看看舌，就开方用药了。是不是觉得很神奇，为什么中医看看舌就能够知道你是什么病呢？这是什么原理呢？本章就为你揭开这古老学问的神秘面纱。

王｜教｜授｜聊｜养｜生

中医与体质

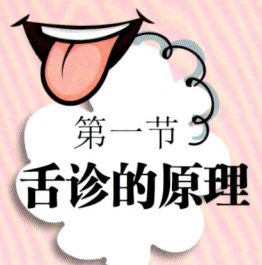

第一节
舌诊的原理

中医上讲，舌为心之苗、脾之外候，且舌苔乃胃气蒸发谷气上承于舌面而成。由此可见，舌头和五脏六腑有着密切的联系，所以通过望舌就可以诊察内在脏腑的病变。

舌头是身体的缩影

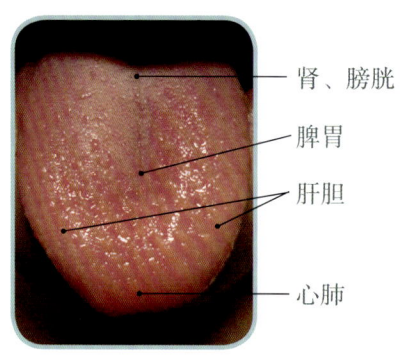

肾、膀胱
脾胃
肝胆
心肺

舌尖属心肺，舌中属脾胃，舌边属肝胆，舌根属肾、膀胱。

全息律原理，这本是物理学的一个原理，现在医学上也经常使用，我们称为生命全息律，即相对独立的组织或者器官是全身的缩影。如耳穴按摩、足疗都是全息理论的应用。舌头亦是身体的重要全息元，可以当成身体的一个缩影，成为观察身体的一面镜子。

舌质：肌肉组织

一般的肌肉外面包裹的是皮肤，肌肉的颜色都被皮肤挡住了，但舌头肌肉外边包裹的是黏膜，黏膜是半透明的，黏膜里面又有很多毛细血管，所以我们可以很容易地看到舌头肌肉的颜色变化。这就是我们常说的观察舌质。

舌苔：舌面苔状物

身体功能正常，舌头正中间铺的是薄白的舌苔；身体功能低下，舌苔就会变厚，或者消失。还有，舌苔变厚说明体内湿气重，变薄说明体内津液不足等。

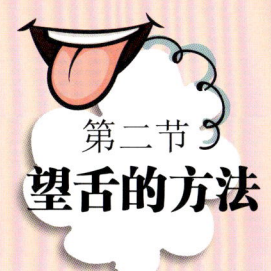

第二节
望舌的方法

常言道"磨刀不误砍柴工"，望舌诊病并不简单，想学会如何望舌，我们必须了解望舌的基本常识，才能看得顺利、看得准。

充足而柔和的自然光线

望舌要有充足而柔和的自然光线。如在晚上或暗处，可在日光灯下望舌，但有些日光灯是偏冷色调的，光线照在舌头上，舌头会显得有点苍白，所以必要时白天应复查一次。观察舌头时，要注意避开周围的有色门窗和反光较强的有色物体。

舌体放松舒展

伸舌时，舌头要放松，自然舒展地伸出口外，不然会影响舌头的颜色，导致医生判断病机失误。并且要尽可能地张大嘴，使舌头充分暴露。

从舌尖看到舌根

观察舌头时，要养成按一定顺序进行观察的习惯。先看舌质的颜色，要从舌尖看到舌根，然后看舌体的情况，最后看舌苔。这是因为舌头伸出的时间一长，舌色很可能就变了，所以要先看舌色，最后看不怎么变化的舌苔。

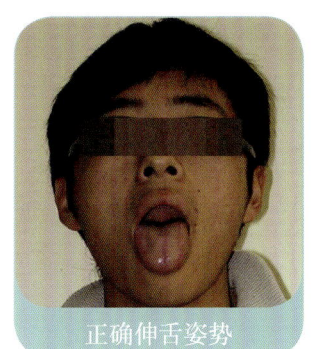
正确伸舌姿势

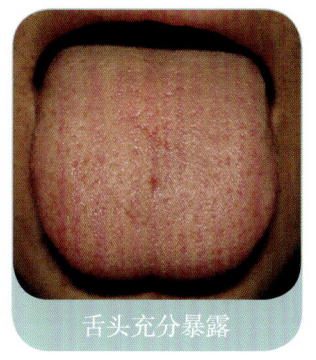
舌头充分暴露

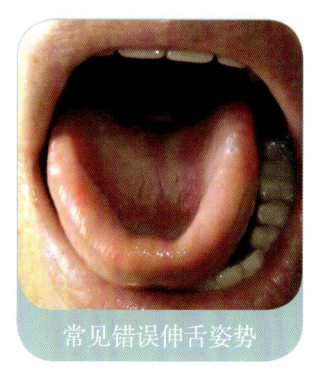
常见错误伸舌姿势

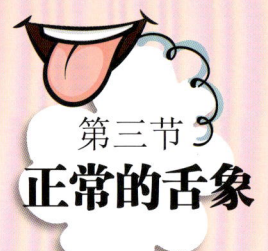

第三节
正常的舌象

一个健康的人，舌头应当是"淡红舌，薄白苔"。淡红舌指舌体柔软灵活，颜色淡红，富有生气；薄白苔指舌体表面铺有一层薄薄的苔垢，呈白色，干湿适度。

舌质淡红

舌质就是舌体本身，我们要观察其灵活度、颜色、胖瘦、老嫩、大小。

正常的舌色淡红适中，不深不浅。此乃舌体气血荣润之象，说明全身气血充足，寒热均衡，气血顺畅。

正常的舌态是舌头活动灵敏，伸缩自如。

正常的舌形是舌头不胖不瘦，不老不嫩，无点刺，无裂纹，无明显齿痕。

舌苔薄白

舌苔是舌体上附着的一层苔状物，我们要观察其厚薄、干湿、颜色、均匀与否等。正常的苔色一般为白色。

凡能透过舌苔隐约见到舌质的，称为"见底"，即为薄苔。此由胃气所生，属于正常舌苔。

舌苔润泽，干湿适中，称为润苔。润苔表明体内津液充盈，输布正常。

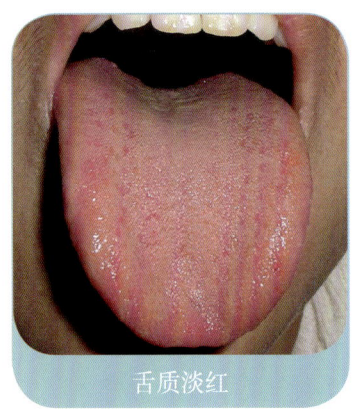

舌质淡红

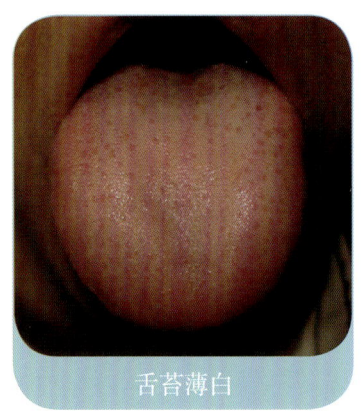

舌苔薄白

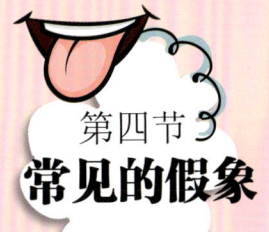

第四节 常见的假象

由于某些因素，舌象有时不能准确地反映病情，甚至谎报病情，这是我们应当注意的。

 染苔

染苔，是指服用或食用某些有色素的药物或食物后，使舌苔染上相应的颜色，从而掩盖了舌苔本来颜色的情况。

★ 常见的染苔情况

（1）服用维生素 B_2、银黄含片、黄连粉，或食用蛋黄、柿子、橘子，可使舌苔染成黄色。

（2）饮用乳制品，可使舌苔染成白色。

（3）饮用杨梅汁、葡萄汁、咖啡、巧克力以及某些中药汁，可使舌苔染成黑色或褐色。

（4）服用西瓜霜含片、丹砂制成的丸散剂，可使舌苔染成红色。

（5）食用花生、瓜子、豆类、桃、杏仁等富含油脂的食品，往往在短时间内会使舌面附着黄白色渣滓，似腐腻苔。

临床上常见患者原为白苔，食用蛋黄后舌苔被染成黄色，而白苔多主寒证，黄苔多主热证。一旦发生上述情况，医者很容易把本来是寒证的病情误诊为热证。

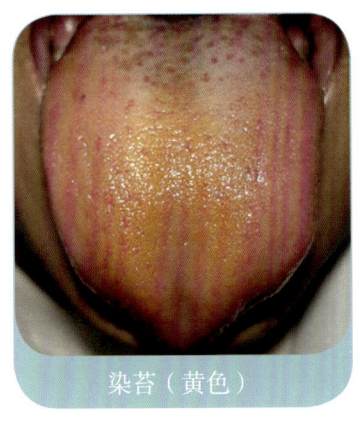
染苔（黄色）

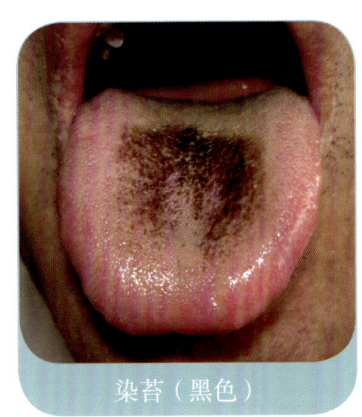
染苔（黑色）

进食

　　进食也是导致舌象谎报病情的原因之一。医生在临床工作中，会嘱咐患者在就诊前 1 ~ 2 小时不要进食，因为进食会影响舌象。

　　由于进食的摩擦，原本的舌苔会变薄。所以早晨和下午的舌苔厚薄不一，早晨舌苔厚些，下午舌苔略薄些。通常我们将早饭后 2 小时作为观察舌象的标准时间。厚苔主邪气盛，而薄苔主邪气轻浅。如果厚苔因为进食而变薄，那么原本邪气盛的病情则会被误诊为邪气轻浅。进食或饮酒，尤其是食用辛辣刺激的食物如辣椒、咖喱、生姜、大蒜、烧烤后，舌质会明显地变红。属寒证的淡白舌和正常的淡红舌在进食后舌质通常都会变红，则极易将原本属寒证的舌象或正常的舌象误诊为热证。

刷舌苔

　　刷舌苔也是造成舌苔假象的常见原因之一。人们或是因为爱美，或是因为习惯，会在刷牙时刷舌苔。而中医师在望舌时需关注患者的这一习惯，以免误诊、误治。舌苔对湿浊、痰湿、水饮、食积等病邪有非常重要的诊断价值，刷舌苔后厚苔、厚腻苔容易消失，从而导致误诊。

第二章

望舌要点要牢记

通过上一章的讲解，我们已经了解到舌头可以反映身体健康的状态，学习到舌诊的入门知识。这一章我们一起学习具体如何望舌诊病，真正地了解舌诊这门神秘的技艺。

王｜教｜授｜聊｜养｜生

如何望舌

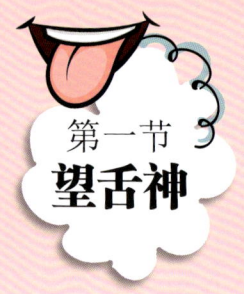

第一节
望舌神

　　所谓舌神,"神"就是我们常说的"精神头儿",舌也有看着"精不精神"的区别。望舌神,也就是看舌的"精神头儿"。通过望舌神,我们很容易就可以判断出病情与预后的吉凶。

舌象解读

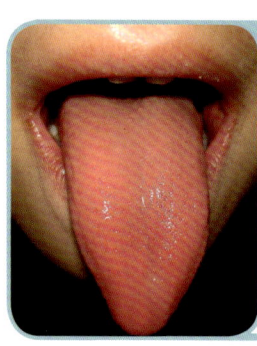

舌色荣润红活,有生气,有光泽,舌体活动自如,称为有神

提示:阴阳、气血、精神皆足,生机旺盛,虽病也是善候,预后较好

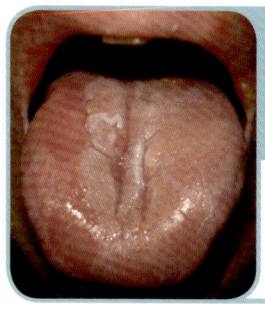

舌色干枯晦暗,毫无生气,失去光泽,舌体活动不良,谓之无神

提示:阴阳、气血、精神皆衰,生机已微,是恶候,预后较差

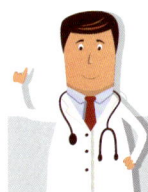

专家快速诊断

★ 为什么平常很少看到无神的舌头

　　因为拥有无神的舌头的人多是重病患者,一般都在医院的重症病房,所以平常很少看到。

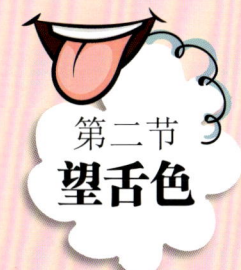

第二节
望舌色

舌色，即舌质的颜色。不同舌色有着不同的代表意义。

淡白舌

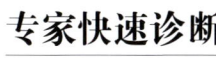

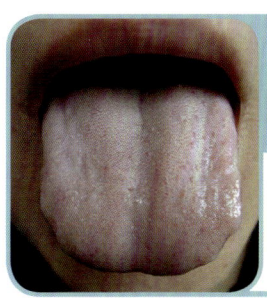

舌色淡白，舌质稍嫩，舌面湿润，或舌边有齿痕

提示：血虚、气虚、寒证

专家快速诊断

★为什么血虚的人常见淡白舌

血虚的人体内气血无力充养荣润舌头，所以表现为舌色淡白。常伴有头晕、心慌、目眩、面色苍白等。一般多以调补脾胃、益气生血为主，常用八珍汤等治疗。

★为什么气虚的人常见淡白舌

中医认为气有推动血液运行的作用，气虚无力推动头面部血行，故可出现淡白舌。常伴有神疲乏力、健忘、动则出汗、发声无力等。一般多以调补脾胃、益气为主，常服补中益气丸调补。

★为什么寒证的人常见淡白舌

阳虚无力推动气血运行或寒邪阻滞气血，致使气血不能营运于舌体组织中，故见淡白舌。常伴有体弱畏寒、腰膝酸软、小便短少、下肢水肿等。一般以温阳散寒为主，可服用金匮肾气丸。

红舌

舌象解读

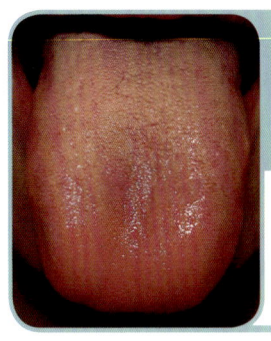

舌色比正常舌色鲜红

提示：热证（包括实热、虚热）

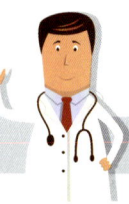

专家快速诊断

★为什么热证的人常见红舌

体内热邪炽盛，气血运行加速，舌象气血充盛，故见红舌。

★实热和虚热如何区分

实热者常伴有壮热烦渴、神昏谵语、腹胀拒按、尿赤、便干、舌苔黄、脉洪数滑实等。一般多以清热泻火为主，常用黄连解毒汤、三黄泻心汤等治疗。

虚热者常伴有潮热、盗汗、消瘦、五心烦热、口燥、咽干、舌红少苔、脉细数等。一般多以养阴清热为主，常用青蒿鳖甲汤、当归六黄汤等治疗。

红绛舌

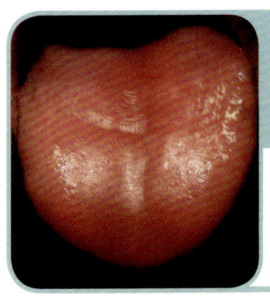

舌质深红，红中带暗

提示：外感病热入营血、内伤病阴虚火旺

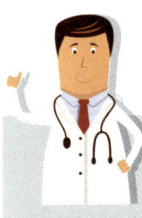

专家快速诊断

★ 为什么外感病热入营血、内伤病阴虚火旺的人常见红绛舌

热入营血或阴虚火旺的人，热邪灼伤津液，血液黏稠，运行迟缓，而出现血热、血瘀之象，故见深红的红绛舌。常伴有口干、口渴、盗汗、颧红、五心烦热等。一般多以滋阴降火为主，常服清热地黄汤调补。

编者小叮嘱

虽然红绛舌的成因很多，但实际上其对于养生意义并不大，因为这种舌象提示的病症多是要去医院治疗的。

青紫舌

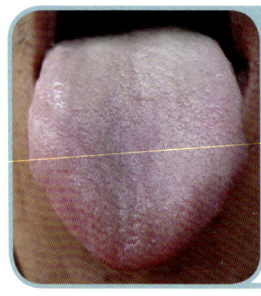

舌体大小正常，舌色青紫

提示：气滞血瘀（常见高脂血症、心脑血管疾病等）

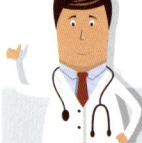

专家快速诊断

★ 为什么气滞血瘀的人常见青紫舌

气为血之帅，气行则血行，气滞则血瘀。气机正常，血液流畅，心律有序；气机不畅或逆乱，血流就会涩滞瘀阻，心律不齐。一般多以调理气机、活血化瘀为主，常服丹参片、失笑散治疗。

瘀点、瘀斑舌

舌象解读

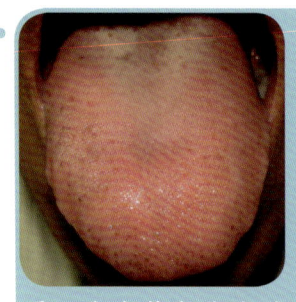 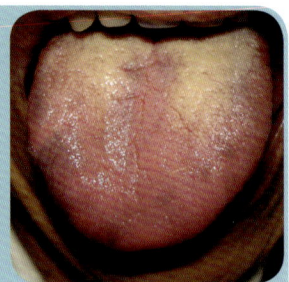

舌上有青紫色瘀点或瘀斑

提示：瘀血

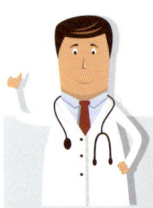

专家快速诊断

★ 为什么体内有瘀血的人常见瘀点、瘀斑舌

体内局部气血运行不畅，所以舌上可见瘀点或瘀斑。常伴有头发易脱落、肤色暗沉、唇色暗紫、眼眶暗黑等。一般多以活血化瘀为主，常用血府逐瘀汤等治疗。

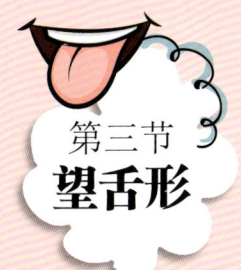

第三节
望舌形

舌形是指舌质的形状，包括老嫩、胖瘦、点刺、裂纹等方面的特征。

老舌

舌象解读

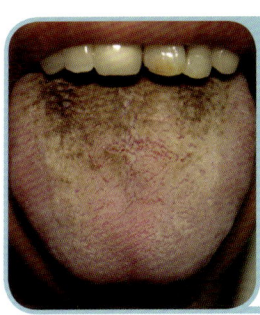

舌体厚实，舌面无津液，舌黏膜纹理粗糙，多见干裂皱褶，如老年人的皮肤一般坚韧苍老

提示：多见于实证。邪正相争，即机体的体质和感受的病邪两者均较强的病理状态，正气充足，邪气盛

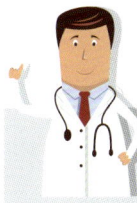

专家快速诊断

★ 为什么体内邪正相争的人常见老舌

正气未受损伤，故舌体坚厚充实；因邪气旺盛，充斥体内，而正气未衰，邪正交争，邪气壅滞于上，故舌体粗糙苍老。

嫩舌

舌象解读

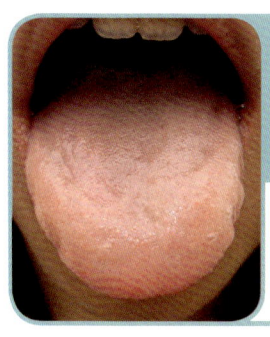

舌体柔软，黏膜纹理细腻，舌面光洁滋润，犹如婴儿皮肤一般浮胖娇嫩

提示：多见于虚证。体质虚弱、慢性消耗性疾病、急性感染性疾病后元气大伤未复

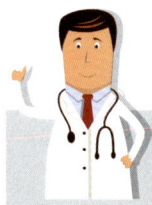

专家快速诊断

★为什么急性感染性疾病后元气大伤未复的患者常见嫩舌

由于患者长期发热，出汗多，饮食量少或营养吸收不良，气血不足，精气大伤，故不能荣养舌头，再现嫩舌。常伴有神疲乏力、少气懒言、食欲不振、大便稀溏、动辄汗出等。一般多以健脾益气为主，常用四君子汤、八珍汤等治疗。

编者小叮嘱

舌质苍老主实证，舌质娇嫩主虚证。对于初学者而言老舌很难把握，但是嫩舌比较好把握。嫩舌就是舌头看着好像是水分多，显得鲜嫩、水灵，仿佛一碰皮就会戳破一样。

胖大舌

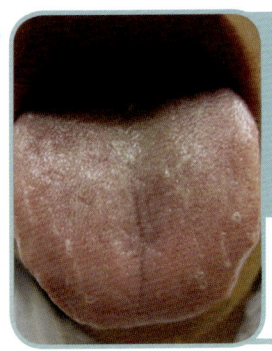

该舌象分为胖大和肿大。舌体较正常舌大，甚至伸舌满口，或有齿痕，称胖大舌。舌体肿大，胀塞满口，称为肿胀舌

提示：胖大舌，多因水饮痰湿阻滞所致；肿胀舌，多因热毒、酒毒致气血上壅所致

专家快速诊断

★ 为什么痰湿交结的人常见胖大舌

　　嗜食肥甘厚味的人，由于进食过多，或食物过于精细，代谢产生的废物（痰、湿）蓄积，津液输布障碍，水湿之邪停滞于体内，故多见胖大舌。常伴有身重肢困、精神不振、排便不畅、尿液混浊等。一般多以燥湿化痰为主，常用平胃散、导痰汤等治疗。

芒刺舌

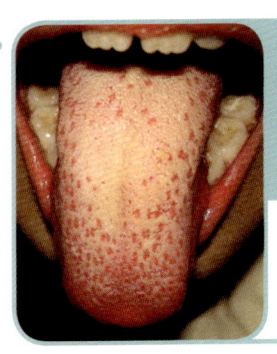

舌色较红，舌尖部可见明显红点，扩张的蕈状乳头高出舌面，摸之棘手

提示：血分热盛、热邪亢盛

专家快速诊断

★ 为什么血分热盛的人常见芒刺舌

　　当机体热盛时，累及营血，使血流加快，组织充血，部分蕈状乳头的毛细血管扩张，故见红点突起，高出舌面，即为芒刺舌。常伴有高热数日不退、烦躁、皮肤斑疹等。一般多以清营凉血为主，常用泻心汤等治疗。

裂纹舌

舌象解读

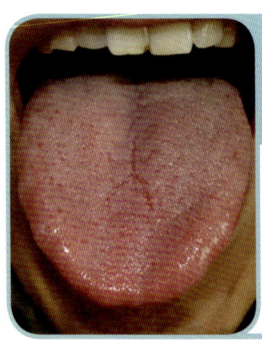

舌面上有裂沟，而裂沟中无舌苔覆盖者，称为裂纹舌

提示：若伴有舌体瘦薄者，多因精血亏虚导致舌体失养所致。舌体基本正常而有少量裂纹者，多表示舌象上相应区域所代表的脏腑曾经或者现在仍然有慢性病损

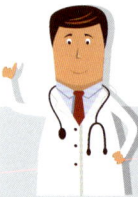

专家快速诊断

★为什么精血亏虚的人常见裂纹舌伴舌体瘦薄

机体精血不足，无力滋养脏腑，故脏腑所对应的舌象区域出现裂纹样改变。

编者小叮嘱

健康人中大约有0.5%的人在舌面上有纵横向的深沟，称为先天性舌裂，其舌裂处多有舌苔覆盖，并无疾病诊断意义。

光滑舌

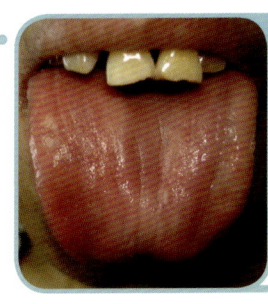

舌面光滑无津，没有舌苔，光洁如镜面

提示：胃阴枯竭、胃气大伤

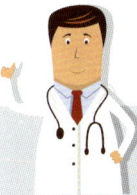

专家快速诊断

★ 胃阴枯竭、胃气大伤而见光滑舌者如何调理

　　一般来说，分为两种情况进行调理。第一种，久病体弱，或大病之后，正气衰弱，脾胃气虚，故舌面光滑无苔，质嫩而润者，应当健脾和胃，以六君子汤加减；第二种，胃阴枯竭而见舌干燥少苔者，宜养胃阴，应用麦门冬汤调理。

齿痕舌

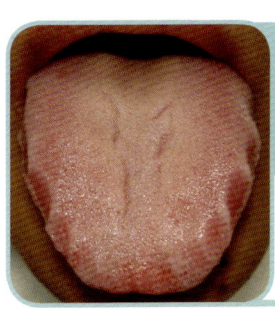

舌体边缘有牙齿压迫的印痕

提示：脾虚湿盛

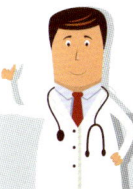

专家快速诊断

★ 为什么脾虚湿盛的人常见齿痕舌

　　这类人因脾虚而体内的水湿难以运化，湿气停滞，舌体变大，牙齿便压迫舌体，久而久之，就压出齿痕。常伴有纳少便溏、面色萎黄、四肢不温、神倦乏力、足跗时肿等。一般多以健脾化湿为主，常用七味白术散、实脾饮等治疗。

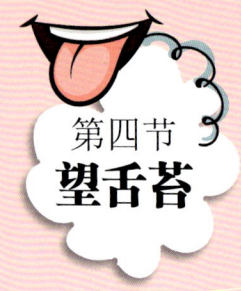

第四节
望舌苔

正常的薄白苔是由胃气上蒸所生成。病理性的舌苔，或是胃气夹饮食浊气上升而成，或是邪气上升而形成。因此，观察舌苔的颜色形态变化，可以诊察胃气的盛衰、存亡，或者判断邪气的性质。

望舌苔包括苔色和苔质两个方面。

各种苔色变化需要同苔质、舌色和舌的形态变化结合起来综合分析。本节列举按照舌色分类的四种舌苔，分别是白苔、黄苔、灰苔、黑苔；按照苔质分类的六种舌苔，分别是薄苔、厚苔、润苔、燥苔、腻苔、剥苔；最后选取四种临床常见的交叉舌象供大家参考学习。

白苔

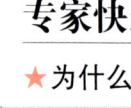 舌象解读

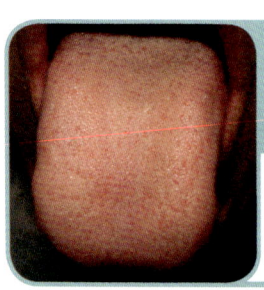

舌面上所附着的苔垢呈现白色

提示：正常，或病情轻浅，或寒证，亦可见于热证

专家快速诊断

★ 为什么病情轻浅和寒证的人常见白苔

外感邪气较浅时，病邪尚未入里，舌苔往往无明显变化，故仍为正常的薄白苔。由于白苔属于正常苔色，因此判断病性的寒热要结合舌质的颜色，白苔舌质淡的为寒证，白苔舌质红的为热证。

黄苔

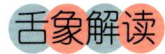

舌象解读 - ●

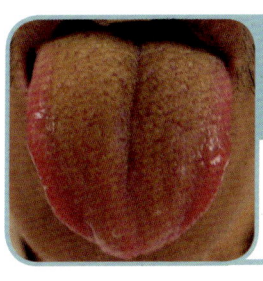

舌苔呈黄色

提示：里证、热证

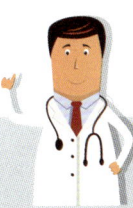

专家快速诊断

★里证、热证而见黄苔者如何调理

热邪熏灼，故舌苔呈现黄色。常伴有口干舌燥、咽喉痛、口舌生疮、咳黄痰、鼻出血、大便干燥等。一般多以清热泻火为主，常用黄连解毒汤等治疗。

★为什么里证、热证的人可见黄苔

苔色变黄是由于热邪熏蒸而致，因此黄色越深，表示热邪越盛。外感性疾患、内伤性疾患都可见到黄苔，而且黄苔常与红舌并见。一般来说，在外感病中舌苔变黄，常表示外邪入里变为里实热证，比如各种急性炎症（消化道炎症、呼吸道炎症等）。在内伤杂病中，黄苔多见于脏腑机能亢盛或里热炽盛。

灰苔

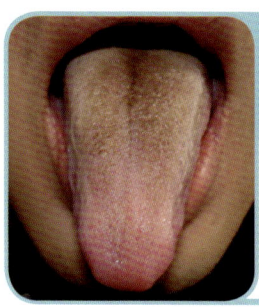

苔色浅黑，常由白苔晦暗转化而成

提示：阴寒内盛（舌灰而润），里热炽盛（舌灰而干）

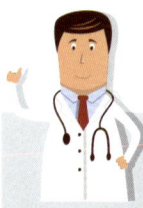

专家快速诊断

★阴寒内盛而见灰苔者如何调理

嗜食生冷或平素体虚而水饮不化、寒湿内阻者可见灰苔。常伴有形寒肢冷、面色㿠白、腰膝冷痛、大便泄泻等。一般多以温中祛寒为主，常用理中丸、四逆汤等治疗。

★里热炽盛而见灰苔者如何调理

外感热病、阴虚火旺或热炽伤津者可见舌质红绛，苔灰而干。常伴有壮热、汗出、不恶寒反恶热、烦渴等。一般多以清热生津为主，常用白虎汤等治疗。

黑苔

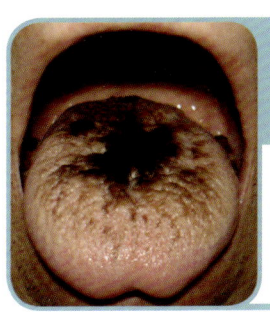

苔色深黑为黑苔

提示：与灰苔相同，但病情更加危重

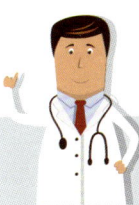

专家快速诊断

★为什么食物与药物染苔的人可见黑苔

　　进食乌梅、橄榄等颜色较深的食物或服用肾衰宁片、抗生素等药物后，食物与药物残渣附着于舌面，呈现出黑苔。这种原因造成的黑苔在停止进食或服药后，可自行缓解。

编者小叮嘱

黑苔多属危重证，在日常养生中意义不大，故不赘述。

薄苔

舌象解读

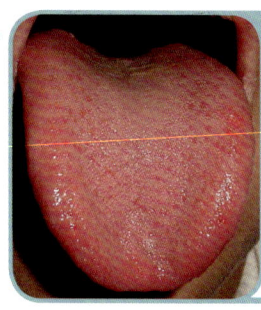

透过舌苔能隐约见到舌体

提示：正常，或邪气轻浅或表证

专家快速诊断

★ 为什么表证或邪气轻浅的人常见薄苔

疾病初起在表，病情轻浅，未伤胃气，舌苔亦无明显变化，可见到薄苔；或内伤病较轻，胃气未伤，舌苔没有明显变化，也可见之。

厚苔

舌象解读

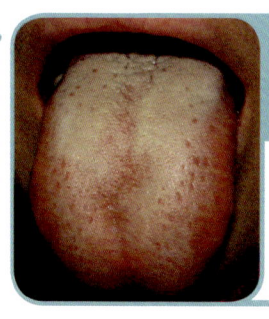

不能透过舌苔见到舌体

提示：邪气亢盛，或内有痰饮、湿滞、食积

专家快速诊断

★ 舌苔厚或舌中根部尤著者多提示什么

舌苔厚或舌中根部尤著者，多提示外感病邪已入里，或胃肠内有宿食、痰浊停滞，主病位在里，病情较重。

润苔

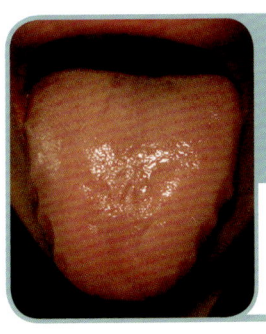

舌苔润泽有津，干湿适中

提示：正常，病者则为津液未伤

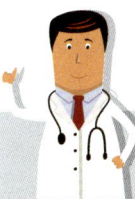

专家快速诊断

★ 为什么正常人常见润苔

正常人气血津液充足，可以上承而滋润舌面，呈现出干湿适中的润苔。

★ 为什么津液未伤的人常见润苔

风寒表证、湿证初起、食滞、瘀血等疾病的早期，尚未损伤津液，体内津液仍可以上承于舌而滋润舌面，出现润泽有津的润苔。

燥苔

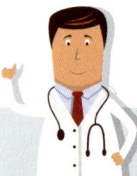
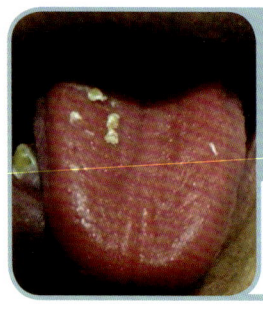

舌苔干燥，扪之无津，甚则舌苔干裂

提示：多为津伤

专家快速诊断

★ 为什么体内津伤的人常见燥苔

高热、大汗、吐泻后，或过服温燥药物等，导致津液不足，舌苔失滋润而干燥。亦有因阳气为阴邪（痰饮、水湿等）所阻，不能上蒸津液濡润舌苔而见燥苔者，是津液失于输布之象。因此，热盛伤津、阳虚气不化津多见燥苔。

腻苔

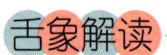
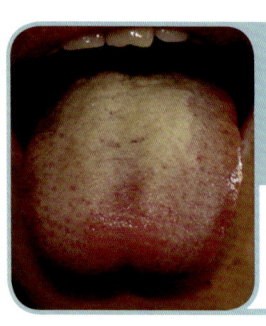

苔质致密，颗粒细小，融合成片，如涂有油膏之状

提示：湿浊、痰饮、食积、湿热或顽痰等

专家快速诊断

★ 为什么湿浊、痰饮、食积的人常见腻苔

湿浊、痰饮、食积的人由于湿浊内蕴，阳气被遏，湿浊上泛舌面可见腻苔。腻苔在临床上比较常见，尤其是经常在外应酬或向心性肥胖的人多见这种舌苔。舌苔薄腻或腻而不板滞者，多为食积，或脾虚湿困，阻滞气机。

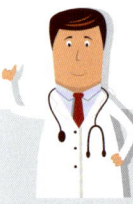

剥苔

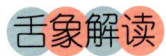
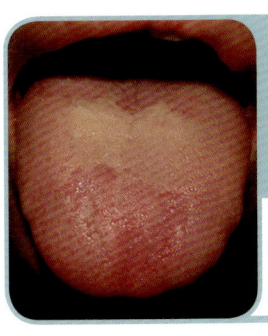

舌面本有舌苔，但在疾病过程中舌苔全部或部分脱落，脱落处光滑无苔而可见舌质

提示：脾胃虚损、气血不足、气阴两虚、过敏体质

专家快速诊断

★ 为什么气血两虚的人可见剥苔

　　脾胃虚弱，则运化水谷的生理功能减退，导致营养物质的摄取不足，出现正气不足，或其他慢性消耗性疾病导致胃气损伤、津液不足，不能荣润舌面。所以舌苔部分剥脱。常伴有头晕耳鸣、精神萎靡、疲倦无力、心悸气短、面色无华萎黄、皮肤干燥、毛发枯萎、指甲干裂、视物昏花等。一般多以健脾胃、补气血、养津液为主，常用八珍汤、四君子汤、生脉饮、养胃汤等治疗。

★ 过敏体质而见剥苔者如何调理

　　过敏体质者正气多不足，故易反复感邪，成为过敏体质。一般多以扶正祛邪为主，常用辛芩颗粒、防风、乌梅等治疗。

薄白苔

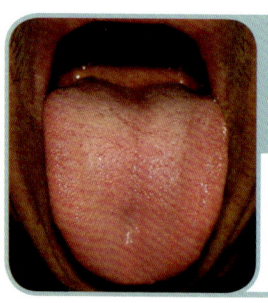

舌面上可见一层薄薄的白色舌苔，透过舌苔能隐约看到舌质

提示：正常、疾病初起或病情轻浅。

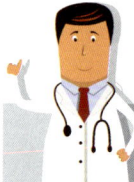

专家快速诊断

★为什么正常人常见薄白苔

正常人脾胃运化功能良好，胃气上蒸，胃阴上润于舌，营养舌黏膜乳头而出现正常的薄白苔。

★疾病初起、病情轻浅而见薄白苔者如何调理

风寒、风热初袭人体，病邪尚在肌表未入里，表现出薄白苔。若伴有恶寒无汗、鼻流清涕、肢体酸痛等，一般多以解表祛寒为主，常用荆防败毒散等治疗；若伴有发热怕风、口微渴、汗出等，一般多以清热解表为主，常用银翘散、桑菊饮等治疗。

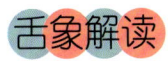舌象解读 ···

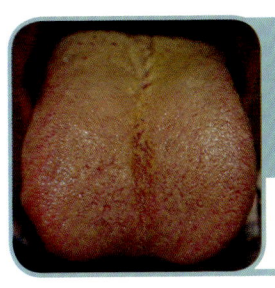

舌苔黄厚而腻

提示：湿热、暑湿、食积

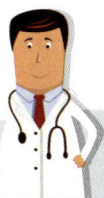

专家快速诊断

★为什么痰湿化热的人常见黄厚腻苔

这类人体内有湿热、痰热蕴积，气血运行不畅，代谢产物和分泌物沉积形成黄厚而腻的舌苔。常伴有体形肥胖、四肢水肿、按之凹陷、口中黏腻、口唇色淡、胸闷、痰多、身重如裹等。一般多以清化湿热、痰热为主，常用甘露消毒丹、黄连温胆汤等治疗。

★为什么食积的人常见黄厚腻苔

这类人平素嗜食肥甘厚味，营养过剩，脾胃运化失常，体内精微堆积，使舌苔厚腻难化。常伴有皮肤油腻、口中黏腻、尿液浑浊等。一般多以消食化积为主，常用枳实导滞丸、保和丸等治疗。

黄燥苔

舌象解读

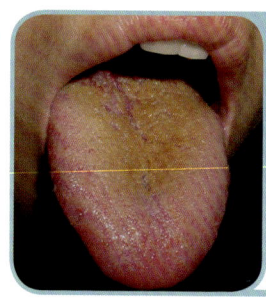

舌苔黄而干燥，扪之无津，甚则舌苔干裂

提示：热盛伤津

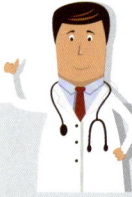

专家快速诊断

★ 为什么热盛伤津的人常见黄燥苔

　　脏腑热极引起持续高热，津液大量消耗，不能濡润舌面，形成黄厚干燥的舌苔。常伴有高热不退、大渴、大汗、脉洪大等。一般多以苦寒通泻为主，常用白虎汤等治疗。

白腻苔

舌象解读

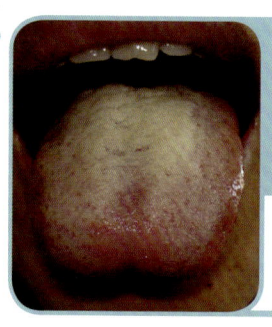

舌苔较白，苔质细腻致密，边缘薄中间厚，刮之难去

提示：痰湿内阻、食滞不化

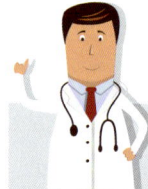

专家快速诊断

★ 为什么痰湿内阻、食滞不化的人常见白腻苔

　　过食生冷或油腻的食物，引起消化不良，脾胃不运，水湿内停，上涌于舌，刮之不去，因此表现出白腻的舌苔。常伴有口中黏腻、黏痰增多、大便黏腻不爽难解、女子带下增多等。一般多以健脾化痰、消导化湿为主，常用保和丸、平胃散等治疗。

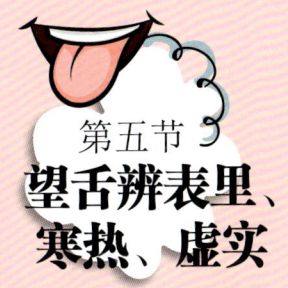

第五节
望舌辨表里、寒热、虚实

前几节我们初步了解了望舌的要点，这一节我们来一起认识中医辨证的一些基础概念，学会如何判断疾病的表里、寒热、虚实。

判断表里证

什么是表里证

疾病可以分为在表、在里两个阶段。

表证指正邪交争于肌表所产生的一系列症状。其诊断要点：①外感病。②病程短。③恶寒，通常兼见头身疼痛、流涕。常见于外感热病的初期，多是呼吸系统、消化系统、泌尿系统疾病。

中医有句术语"非表即里"，里证是与表证相对而言的，是指病位在内，具体在脏腑、气血、骨髓等的病证。

如何辨表里证

★ **表证**

表寒证舌苔常无变化，表热证可见舌边尖红。

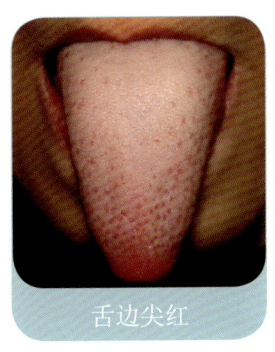

舌边尖红

★里证

　　常有舌苔的异常表现。因邪气增多而舌苔增厚，或因正气不足而变得少苔或无苔。

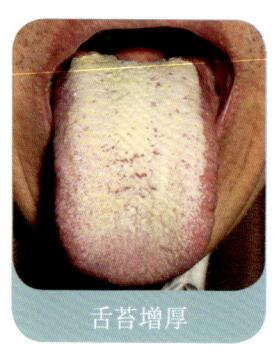

舌苔增厚

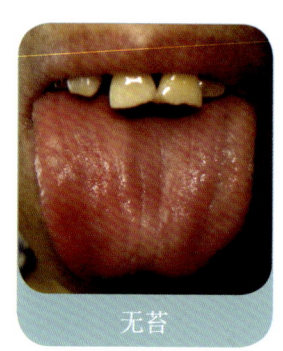

无苔

 编者小叮嘱

　　"表""里"之分非解剖之表层、里层，乃病机之病位。如皮肤病不一定是表证；而急性腹泻不一定是里证。

　　值得注意的是辨别表证与里证，除了舌象，还应该依据病史以及脉象的变化来综合判断。一般来说，新病、病程短者，多为表证；久病、病程长者，常为里证。发热恶寒者，为表证；发热不恶寒或但寒不热者，均属里证。脉浮者，为表证；脉沉者，为里证。

表证	里证
新病、病程短	久病、病程长
发热恶寒	发热不恶寒或但寒不热
脉浮	脉沉

判断寒热证

什么是寒热证

中医学认为"寒证"是感受阴寒之邪（如寒邪、湿邪）或阳虚阴盛、脏腑阳气虚弱、功能减退所表现的证候，具体可表现为怕冷、四肢冰凉，口不渴，或者口渴也仅仅喜欢喝热水，大便次数较多，粪质稀溏。治疗应本着"寒者热之"的原则，采用温阳祛寒的治法。

中医学认为"热证"是人体感受阳热之邪（如暑邪、热邪、火邪等）或脏腑阳气亢盛，功能亢进所表现的证候。其治疗应该遵循《黄帝内经》所言的"热者寒之"的原则，外感寒邪取以温散寒邪之法，阳虚内生之邪采用温养阳气，辅以散寒的疗法。

若患者出现阴液不足，必然会导致阳气相对偏旺，即为"阴虚火旺"，从而出现虚热的证候。阴虚亦属临床常见证，其治疗应从"阴虚"入手采用滋阴降火的治法。

如何辨寒热证

"舌红为热，舌淡为寒；苔黄为热，苔白为寒"这是总原则，以舌质红和淡、舌苔黄和白划分寒热。值得注意的是舌质为本，舌苔为标，两者矛盾时取舌质。

★ 热证

（1）风热表证

常见以舌尖红为主，患者伴有咳嗽、发热等外感症状。治疗时应选用疏散风热的银翘散或桑菊饮。

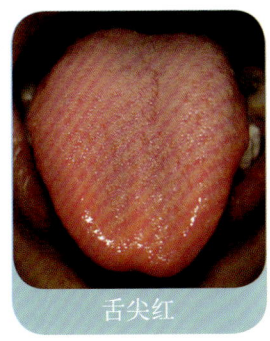

舌尖红

（2）心肺有热

舌尖稍红，苔薄黄，为心肺二经有热，因舌尖属于心肺。舌尖稍红，苔薄黄，其中咽干肿痛者为肺经有热；伴有心急烦躁、失眠多梦者以心经有热为主。肺经有热者，因喉为肺之门户，可用胖大海、麦冬、菊花泡茶，症状严重者加金银花、牛蒡子。心经有热者，心主神志，此时可清心火，如竹叶、莲子心泡水代茶，每日频饮，亦可选用百合、莲子心、枣仁煮粥喝。"心开窍于舌"，若心火上炎，还可能会出现口舌生疮等，可用野菊花以清心泻火。"心与小肠相表里"，心火不仅可上炎，还可下移至小肠，感觉尿不尽，或排尿时感到发热、有痛感，因此治疗上可予导赤散加用白茅根、瞿麦、萹蓄等，水煎后代茶饮。

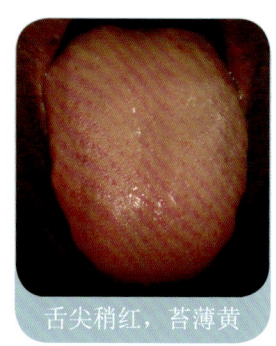

舌尖稍红，苔薄黄

（3）肝胆有热

舌边红，苔黄偏干，为肝胆有热，因舌边属于肝胆。肝胆有热者容易出现眼睛红赤肿痛，或常患睑腺炎（俗称"麦粒肿"），此是肝经有火的表现。可采用清肝泻火的治疗原则，选用龙胆泻肝汤或者酒制的大黄泡水喝。

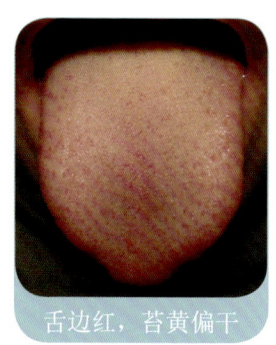

舌边红，苔黄偏干

★寒证

舌淡白而嫩，证兼畏寒，可判为寒证。治疗时可用艾条灸大椎、百会、神阙、气海、关元、足三里、阴陵泉、涌泉。

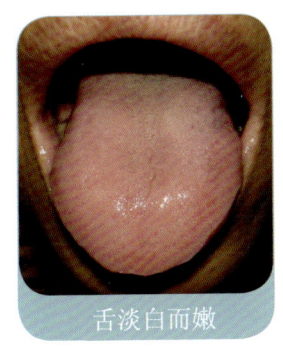
舌淡白而嫩

　　寒与热，二者作为疾病的性质，其判别对于临床治疗用药起着关键的作用。因此我们不可孤立地根据某一症状或体征判断，应对疾病的全部表现综合观察，尤其是寒热、口渴不渴、面色、四肢温凉、大小便、舌象、脉象等几方面更为重要。即畏寒喜热为寒证，发热、怕热喜冷为热证；口淡不渴为寒证，口渴喜饮为热证；面色白为寒证，面色红为热证；手足厥冷多为寒证，四肢烦热多为热证；小便清长、大便稀溏为寒证，小便短赤、大便燥结为热证；舌淡苔白为寒证，舌红苔黄为热证等。

寒证	热证
畏寒喜热	发热、怕热喜冷
口淡不渴	口渴喜饮
面色白	面色红
手足厥冷	四肢烦热
小便清长、大便稀溏	小便短赤、大便燥结
舌淡苔白	舌红苔黄

 编者小叮嘱

　　我们常说的"上火"，就来自中医术语"热证"。大家可能都曾有这样的经历，在夏日里出现心烦意乱，口干，喜冷饮，时常还自觉口臭，需要靠口香糖来掩饰一下，大便容易出现秘结干硬，小便也变成黄褐色了。这时看一下镜子里的舌头，可能出现了典型的舌红苔黄，这就是"上火"，也就是"热证"的表现。

判断虚实证

什么是虚实证

　　"邪气盛则实，精气夺则虚。"

　　说"实"，我们只说邪气。邪气实才是病，正气实是好事。说"虚"，我们只谈正气。因为只有正气虚才叫病，邪气虚就没病了。

　　"正气"，是人体的主干力量，人体存在着包括气血、津液等物质，它们充养于身体的每个部位，起到滋养濡润的作用。

　　"邪气"，有两种可能的来源。一种是外来的，就是感受外来的邪气，像中医讲的六淫邪气（风、寒、暑、湿、燥、火）；另一种是体内自生的，气血津液运行障碍而出现了没排出去的"垃圾"，最终形成异常的病理产物残留于体内。

　　"实证"，一般表现为面色红赤、烦躁谵语、声高气粗、剧痛拒按、舌红苔黄厚腻、脉实有力。"实"是指邪实，一般都是水湿、痰饮、瘀血堆积，其中新病、初病或病程短者多属实证，外感多属实证，年轻体壮者多患实证。

　　"虚证"，一般表现为面色苍白、萎黄无华、神疲乏力、声低懒言、隐痛喜按、舌淡苔白或少苔、脉虚无力。它也是一个整体的判断，不能单看一个指标就判定体质。我们可以通过得病的时间、速度来判断虚证与否。一般来说，旧病、久病或病程长的多属虚证，内伤多属虚证，年老体弱者多患虚证。

如何辨虚实证

　　虚证分气虚、血虚、津亏、精少、阴虚、阳虚（详见第三章）。
　　实证一般分为外感病初中期、痰湿、血瘀、气滞（详见第三章）。

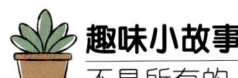

趣味小故事

不是所有的"虚"都要立即"补"

　　笔者在临床上曾遇到一位年长的患者，他因为身体虚弱要求笔者给他开些人参、黄芪等滋补的药物。笔者看了他的舌象说："您暂时不宜用滋补药。"患者不高兴了："我经常头昏，精神差，全身都没劲，连走路都没有力气了，平常也不想吃饭，大便稀稀拉拉的，不成形，晚上起夜也多。这不就是身体虚弱的表现吗？"笔者连忙解释："根据您的舌象，虽然有虚证，但是目前以舌苔厚腻为主，说明您体内有痰湿，暂时不能用补药。这就相当于您体内积累的垃圾太多了，先给您清理下，以后再给您补，不然就白补了。"老人家听后，马上就点点头，不再言语。笔者当即选用平胃散、二陈汤、三子养亲汤加减以化湿健脾，果然获得不错的疗效。

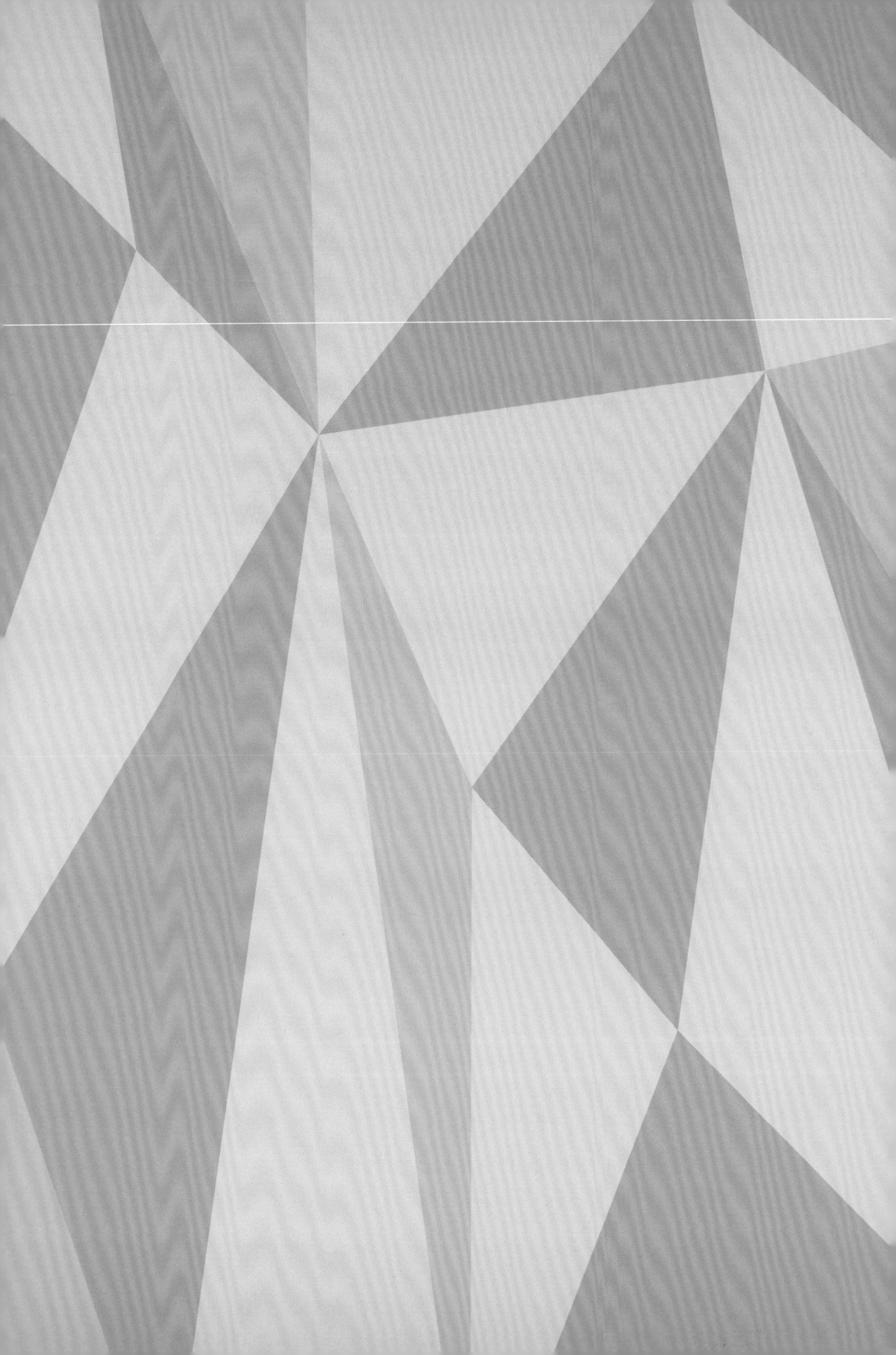

第三章

辨别体质助养生

　　中医讲究辨证论治，不论是养生还是治病，都要先进行辨证，就是看看自己的身体是哪里出了问题或者是偏向哪一种病邪。只有了解自己的体质，在养生方面才能有的放矢。也就知道夏季到了，你是不是那个适合喝凉茶的人？冬季来了，羊肉火锅对你来说真的很"补"吗？

　　那么中医体质是如何具体分型呢？舌诊是否可以帮助我们判断自己的健康状态呢？带着疑问，我们开始探索之旅吧。

王 | 教 | 授 | 聊 | 养 | 生

不同体质如何养生　　如何进行个体养生

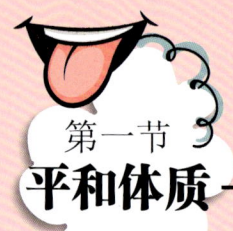

第一节
平和体质——阴平阳秘少生病

体质解读 - ●

　　什么是平和？就是不偏不倚，保持一种平衡。这种平衡不仅是身体上的也是心理上的。所以平和体质的人一般体态适中，面色红润，精力充沛，性格开朗，心理素质一般也较好。

体质特征 - ●

★ **形体特征**
　　体形匀称健壮。

★ **常见表现**
　　面色红润，皮肤润泽，头发浓密有光泽，目光有神，鼻色明润，嗅觉灵敏，口无异味，唇色红润，精力充沛，不易疲劳，对气候冷热适应性好，睡眠良好，食欲佳，大小便正常，脉象柔和有力。

★ **心理特征**
　　性格随和开朗，心态祥和平静。

★ **发病倾向**
　　平时较少患病。

★ **适应能力**
　　对自然环境和社会环境适应能力较强。

★ **舌的表现**

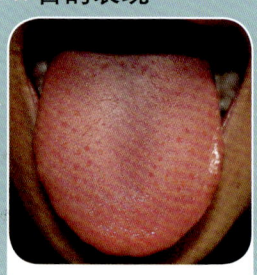

舌淡红，苔薄白

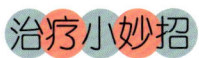 治疗小妙招 -------------------------------•

平和体质者一般不需要服用中成药或中药保健，尤其不宜乱服滋补药。

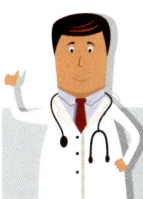

专家养生建议

★饮食

（1）宜荤素搭配，以谷物、瓜果、蔬菜为主，适当搭配肉食。"早餐要吃好、午餐要吃饱、晚餐要吃少"，一日三餐要规律。可适量饮酒、饮茶，夏季宜饮绿茶，冬季宜饮红茶。

（2）不宜挑食、暴饮暴食。不宜食黏硬、生冷、不易消化的食物。不宜单纯素食或长期偏嗜某一种食物。

★运动

注意劳逸结合，可参加各种运动，运动量以运动后感觉舒畅为度，运动过少或运动过度都对健康不利。

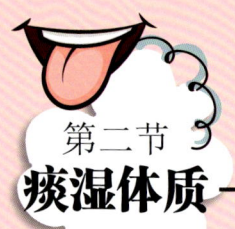

第二节
痰湿体质——体胖痰多身困重

体质解读

　　典型的痰湿体质者一般有着"丰满"的体形，总是感觉嘴里"黏黏"的，不喜欢喝水，喉咙里总感觉有东西堵着，一到下雨天就浑身不舒服，特别容易腹泻。女性痰湿者还有白带较多、月经不调的烦恼。

　　一般这类人应酬多又长期正气不足（脾虚），所以身体无力运化代谢体内的营养物质。营养物质堆积变为体内多余的垃圾，阻碍气血津液的输布运行，我们称这些垃圾为"痰"。

体质特征

★ **形体特征**

　　体形肥胖，腹部肥满松软。

★ **常见表现**

　　面色淡黄而暗，眼睑微浮，面部皮肤油腻，容易疲倦犯困，口内黏腻或有甜味，身体困重不适，喜欢吃肥腻甘甜的食物，汗多而黏，胸闷，痰多，大便正常或黏腻不畅，小便不多或微混浊，脉滑或细濡缓。

★ **心理特征**

　　性格偏温和、稳重、恭谦、豁达，多善于忍耐。

★ **发病倾向**

　　易出现高血脂、高血压、高血糖、消化系统疾病、代谢性疾病等。

★ **适应能力**

　　对潮湿环境适应能力差。

★ **舌的表现**

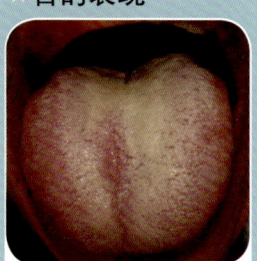

舌苔白厚腻，或有舌体胖大

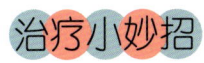

★药食并治

（1）二陈丸，口服，每次 9～15 克，每日 2 次；六君子丸，口服，每次 9 克，每日 2 次；绞股蓝总苷片，口服，每次 1 片，每日 3 次。服药后痰湿体质得以改善，即应停服或减量维持。以上药物的用量用法，以医嘱为准。

（2）可饮陈皮砂仁茶、生山楂茶、决明子茶、荷叶茶。

（3）可饮山楂酒。

★穴位疗法

（1）耳穴取肺、脾、胃、肾、内分泌，以王不留行籽贴压。

（2）在背部行走罐或留罐法。

（3）揉按气海、关元、天枢、足三里、阴陵泉。

专家养生建议

★饮食

（1）宜以素食为主，如白萝卜、芋头、蒟蒻（俗称"魔芋"）、芥菜、油菜、包菜、茄子、紫菜、海带、洋葱、葫芦、冬瓜、白果、蚕豆、枇杷、薏苡仁、山楂。宜辛香的罗勒、胡椒、生姜、八角茴香、韭菜、葱、大蒜。宜多饮普洱茶。

（2）不宜食用或少食肥腻的食物，如油脂类点心、油炸食品、猪油、奶酪、黄油、肥肉、腊肠、腊肉、动物内脏。

★运动

可进行各种运动，如快跑、登山、游泳、乒乓球、篮球、足球、网球、羽毛球、排球、高尔夫、跳绳以及各种武术，宜循序渐进地增加运动量。

★其他

居处应避免潮湿。

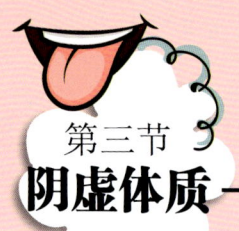

第三节
阴虚体质——口干舌燥总烦热

体质解读

　　中医经常说的"阴阳"中的"阴"指的是什么呢?《黄帝内经》载:"阳化气,阴成形。""阴"在此处指物质,也可以理解成津液。阴虚就是津液少了,人就像大地一样,津液就像水一样,水少了,大地就会干涸,就会"燥",所以阴虚者的最大特点是"急"。这样就很好理解阴虚者的很多症状了。

体质特征

★ **形体特征**
　　体形消瘦。

★ **常见表现**
　　平时易口干咽燥,口渴喜冷饮,鼻微干,面色潮红,有烘热感,眼睛干涩,视物不清,口唇红微干,皮肤偏干,易生皱纹,头晕耳鸣,睡眠差,手足心热,小便短少而黄,大便干结,脉细数。

★ **心理特征**
　　性情急躁,外向好动,活泼。

★ **发病倾向**
　　易出现阴虚燥热、退行性病变,或生病后易出现阴虚症状。易见于发热性疾病后期、代谢亢进的疾病。

★ **适应能力**
　　平时较难耐受高温和干燥的气候,喜欢冬季,不喜欢夏季。

★ **舌的表现**

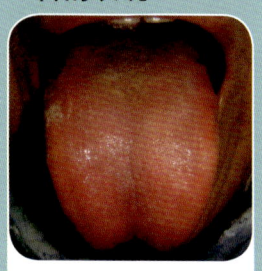

舌红或绛,苔少而干

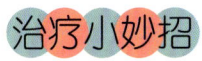

★药食并治

（1）六味地黄丸，口服，每次9克，每日2次；玄麦甘桔颗粒，开水冲服，每次1包，每日2～3次；二冬膏，口服，每次9～15克，每日2次；雪梨膏，开水冲服，每次9～15克，每日2～3次。服药后阴虚体质得以改善，即应停服或减量维持。以上药物的用量用法，以医嘱为准。

（2）石斛5～10克，水煎饮；麦冬30克、生地黄30克、玄参30克，水煎饮。

（3）石斛枸杞乌鸡汤、百合山药煲、沙参水鸭母汤、石橄榄排骨汤、银耳苹果冰糖汤、燕窝雪蛤粥，阴虚体质者可适当食用。

（4）可熬制以下膏方服用：北沙参100克、玉竹50克、黄精80克、石斛30克、雪梨500克、砂仁20克、阿胶粉50克，上述药物除阿胶外，水煎1～2小时后，去渣浓煎，最后用阿胶粉和冰糖水收膏，口服，每次10克，每日1次，或遵医嘱。

（5）参须茶、麦冬茶、鲜石斛茶、鲜石橄榄茶，阴虚体质者可适当饮用。

★穴位疗法

（1）耳穴取神门、肺、肾，以王不留行籽贴压。
（2）揉按三阴交、太溪。

专家养生建议

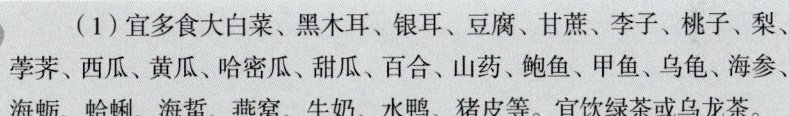

★饮食

（1）宜多食大白菜、黑木耳、银耳、豆腐、甘蔗、李子、桃子、梨、荸荠、西瓜、黄瓜、哈密瓜、甜瓜、百合、山药、鲍鱼、甲鱼、乌龟、海参、海蛎、蛤蜊、海蜇、燕窝、牛奶、水鸭、猪皮等。宜饮绿茶或乌龙茶。

（2）不宜食羊肉、狗肉、鹿肉、公鸡肉、鸽肉、韭菜。以生姜、胡椒、花椒、辣椒、山柰、八角茴香、黄酒作佐料时用量宜少。不宜食火锅、烧烤、方便面。不宜或尽量少饮酒。

★运动

宜较舒缓的运动，如静气功、太极拳、瑜伽。也可适当进行游泳、乒乓球、羽毛球、足球、篮球、踢毽子、登山等运动。

★其他

平时应多饮水，不宜进行艾灸。

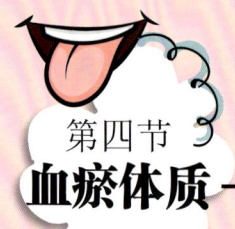

第四节
血瘀体质——面色晦暗多怪病

体质解读

　　血瘀形成的原因有很多，外伤可以形成血瘀，比如儿童不小心跌倒，手术也容易形成血瘀，比如女性的剖宫产；长期的生气、郁闷、压力大也容易形成血瘀；气虚也容易形成血瘀；受寒也容易形成血瘀，比如多吹空调，多食冷饮。所以这些原因我们平时都应该注意，才能避免自己发展为血瘀体质。

体质特征

★ 形体特征

　　形体偏瘦者居多。

★ 常见表现

　　平时面色晦暗，容易出现瘀斑，眼眶暗黑，鼻色暗滞，发易脱落，肌肤干燥，有出血倾向，易患疼痛，口唇暗淡或紫，女性多见痛经、闭经、崩漏，或经色紫黑，或经血中多凝血块，舌质紫或有瘀斑，脉细涩或结代。

★ 心理特征

　　易心烦、急躁、健忘。

★ 发病倾向

　　易出现血脂含量增高，易患皮下出血、各种慢性出血（特征为少量血色暗红的出血）、心脑血管疾病、囊肿、息肉、增生、结节、肿瘤、各种痛证（如风湿）等病症。

★ 适应能力

　　不耐受风邪、寒邪。

★ 舌的表现

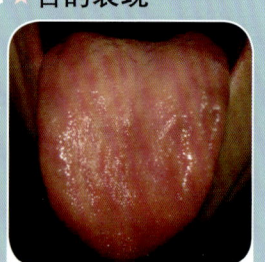

舌质暗，有瘀斑、瘀点，或有舌下静脉曲张

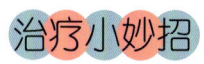

★药食并治

（1）血府逐瘀胶囊，口服，每次 6 粒，每日 2 次；桂枝茯苓胶囊，口服，每次 3 粒，每日 3 次，饭后服；复方丹参片，口服，每次 3 片，每日 3 次。服药后瘀血体质得以改善，即应停服或减量维持。以上药物的用量用法，以医嘱为准。

（2）三七粉，3～5 克，冲服，每日 1～2 次。服药后瘀血体质得以改善，即应停服或减量维持。

（3）四物（当归、川芎、熟地黄、白芍）炖鸡汤、四物炖排骨汤，血瘀体质者可适当食用。

（4）藏红花茶、生山楂茶，血瘀体质者可适当饮用。

（5）三七片 30 克、虎杖 50 克、川芎 30 克，泡白酒饮用。

★穴位疗法

（1）耳穴取神门、肝，以王不留行籽贴压。

（2）在背部行走罐或留罐法。在大椎行刺血拔罐法（注意严格消毒）。

（3）揉按合谷、内关、三阴交、太冲、气海。

★其他

月季花 30 克、桃花 30 克、益母草 30 克、降香 50 克，布包水煎，浴体或浴足。

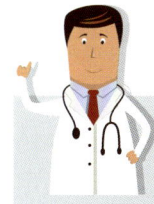

专家养生建议

★饮食

（1）宜多食黑木耳、香菇、茄子、芋头、黑豆、黄豆、海带、紫菜、白萝卜、胡萝卜、桃子、山楂、醋。可适量饮酒，尤其是葡萄酒。宜饮茶。

（2）少食油腻、不易消化的食物，如肥肉、腊肉、黄油等。

★运动

应积极参与各种体育运动，如跑步、登山、游泳、骑车、乒乓球、垒球、保龄球、高尔夫、羽毛球、网球、跳绳、太极拳、八段锦等。

★其他

冬季注意保暖避寒，女子在行经期尤其应注意保暖避寒。

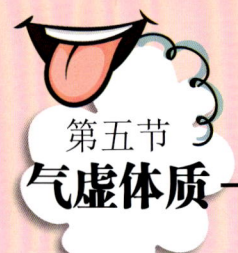

第五节
气虚体质——体质虚弱易感冒

体质解读

此类人群最明显的特征是"懒"，喜欢躺着胜过坐着，喜欢坐着胜过站着，一下班回家就先躺在床上个把钟头，才能继续"活"起来。

第二个特征是"不耐累"，同样的工作时间与工作强度，此类人群做到正常人工作量的一半，就感觉十分疲累，典型的耐力不足。

第三个特征是易感冒，这类人群对天气变化适应性较差，极易因气候变化而感冒。

体质特征

★ 形体特征
肌肉不健壮。

★ 常见表现
面色偏黄或苍白，目光少神，平时语音低怯，气短懒言，口淡无味，唇色不润泽，毛发不光泽，体力差，易疲劳，精神不振，易出汗，头晕，健忘，大便正常，或有排便不畅但大便不干硬，或大便不成形，便后仍觉未尽，小便正常或偏多，脉虚或细。

★ 情绪特征
性格内向，不喜交际，胆小，不喜欢冒险。

★ 发病趋势
平时体质虚弱，容易感冒，或病后抗病力弱而易迁延不愈，易患过敏性鼻炎、内脏下垂、虚劳等，易出现退行性病变。

★ 适应能力
怕冷、怕风，在夏季更觉疲乏无力。

★ 舌的表现

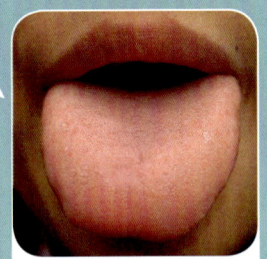

舌质嫩，颜色淡红或淡白，苔薄少

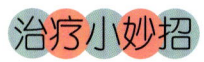

★药食并治

（1）补中益气丸，口服，每次9克，每日2次；人参归脾丸，口服，每次9克，每日2次；生脉口服液，口服，每次10～20毫升，每日2次；服药后气虚体质得以改善，即应减量或停服。以上药物的用量用法，以医嘱为准。

（2）西洋参，研粉口服，每次3克，每日2次；冬季可选用生晒参、红参，或高丽参，研粉口服，或切片嚼服，每次3克，每日2次。服药后气虚体质得以改善，即应减量或停服。

（3）黄芪30克、茯苓15克、大枣10克、山药30克、粳米（或大米）50克，大枣去核，同煮成粥，加红糖调味就可食用。

（4）冬季可熬制"十全大补汤"膏方服用：人参100克（或党参200克）、炙黄芪150克、炒白术120克、茯苓100克、炙甘草30克、当归80克、炒白芍60克、熟地黄60克、川芎30克、肉桂30克，可加陈皮20克，水煎1～2小时后，去渣浓煎，用适量饴糖或蜂蜜收膏。口服，每次10克，每日1次，或遵医嘱。

（5）可用西洋参、红参、生晒参或高丽参适量，切片泡茶或泡酒饮用。也可饮用枸杞红枣茶，或党参枸杞红枣酒。

★穴位疗法

（1）耳穴取神门、脾、胃，以王不留行籽贴压。

（2）揉按或艾灸关元、膻中、足三里穴。

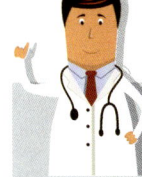

专家养生建议

★饮食

（1）宜食大米、小米、黄豆、麦类、花生、白扁豆、山药、苹果、荔枝、龙眼、榴莲、红枣、土豆、蘑菇、鲫鱼、泥鳅、黄鳝、鳗鱼、番鸭、乳鸽、鹌鹑、羊肉、鸡肉、牛肉。宜饮红茶、咖啡。

（2）应少食冷饮、冷食，如冰棒、雪糕、冰镇啤酒、绿茶、莲藕、黄瓜、白萝卜、豆芽、西瓜、梨、杨桃等。

★运动

宜舒缓的运动，如太极拳、慢跑、静气功。不宜剧烈运动或负荷量大的运动，如跳绳、举重、足球、排球、网球、游泳等。不宜过度劳累。

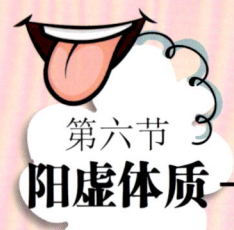

第六节
阳虚体质——疲倦怕冷常腹泻

体质解读

　　现今空调普及率愈发增高，我们常见到这样一类人群，他们一进到空调房，就会频繁地上厕所，或是因为怕冷必须用披肩将自己的后背和肩膀围起来。而有这样表现的人多半就是阳虚体质者。

体质特征

★ **形体特征**
　　形体多肥胖，肌肤松软而不结实。

★ **常见表现**
　　平素怕冷，手足不温，喜热饮食，精神不振，睡眠偏多，面色白，目胞晦暗，口唇色淡，毛发易落，易出汗，大便不成形或稀溏，小便清长，脉迟、缓、虚或弱。

★ **心理特征**
　　性格多沉静、内向。

★ **发病倾向**
　　发病多为寒证，或易从寒化，易患慢性咳喘、痰饮、肿胀、泄泻、阳痿等，易出现退行性病变，多出现在各种疾病的后期阶段。

★ **适应能力**
　　不耐受寒邪，因而喜欢夏季，不喜欢冬季，易感湿邪。

★ **舌的表现**

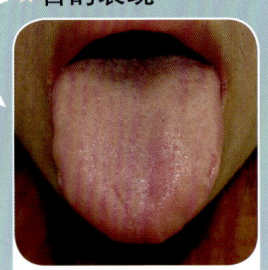

舌淡胖嫩，舌边有齿痕，苔润

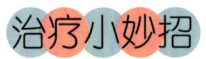治疗小妙招

★药食并治

（1）金匮肾气丸，口服，每次6克，每日2次；附子理中丸，口服，每次6～9克，每日2次；右归丸，口服，每次6～9克，每日2次。以上药物的用量用法，以医嘱为准。

（2）羊肉山药汤、当归生姜羊肉汤、黑豆狗肉煲、鸡公枸杞煲、乳鸽枸杞汤，阳虚体质者可适当食用。

（3）冬季可熬制"温经汤"膏方服用：肉桂30克、吴茱萸15克、川芎40克、当归150克、白芍100克、牡丹皮25克、干姜50克、法半夏40克、麦冬80克、人参100克、炙甘草25克、阿胶粉80克，以上药物除阿胶外，水煎1～2小时后，去渣浓煎，以阿胶粉和适量饴糖收膏。口服，每次10克，每日1次，或遵医嘱。

（4）红参茶、枸杞红枣茶，巴戟天酒、海马酒、鹿茸枸杞酒、枸杞红枣酒，阳虚体质者可适当饮用。

★穴位疗法

（1）耳穴取神门、脾、胃、肾，以王不留行籽贴压。

（2）揉按或艾灸大椎、百会、神阙、气海、关元、足三里、涌泉。

★其他

生艾叶50克、肉桂50克、丁香30克，煎水浴体或浴足。

专家养生建议

★饮食

（1）宜食大米、小米、麦类、黄豆、栗子、榛子、苹果、葡萄、樱桃、荔枝、龙眼、榴莲、红枣、菱角、韭菜、蘑菇、鲫鱼、泥鳅、黄鳝、带鱼、番鸭、乳鸽、鹌鹑、羊肉、鹿肉、鸡肉、牛肉、狗肉。宜生姜、大蒜、葱、辣椒、花椒、胡椒、八角茴香、山柰等佐料或调味品。可适量饮用白酒、葡萄酒、黄酒，宜饮红茶。可饮咖啡。

（2）不宜食用或少食冷饮、冷食，如冰棒、冰淇淋、冰镇啤酒，以及寒凉性质的饮食，如莲藕、黄瓜、豆芽、西瓜、梨、绿茶等。

★运动

宜柔缓的运动，如太极拳、太极剑、瑜伽、慢跑，可打坐，或练静气功。不宜做大负荷的运动或出大汗的运动，如快跑、游泳、篮球、足球。

★其他

应注意保暖避寒，尤其在冬季。夏季宜少吹或不吹空调。女子在行经期应注意保暖避寒，尤其要注意腰部和下肢的保暖。

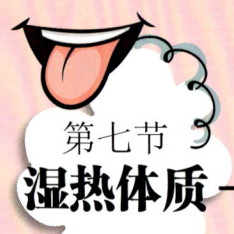

第七节
湿热体质——嗜食油腻易长痘

体质解读

　　湿热体质者的一个明显特征是易生痤疮（俗称"青春痘"），甚至已经过了青春期还在不停地与痤疮"作战"。这类人群只要吃点烧烤、水煮鱼，常常就满脸长"痘痘"。

体质特征

★ **形体特征**
　　形体偏胖。

★ **常见表现**
　　平时面部垢腻油光，易生痤疮，容易口苦口干，身体沉重困倦，心烦，倦怠，眼睛发红，大便黏滞或排便不畅，小便短少而黄。男子易见阴囊潮湿而黏滞，女子易见带下色黄、量多、质稠黏滞、臭味大，脉多濡缓。

舌的表现

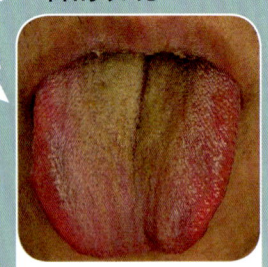

舌红，苔黄腻

★ **心理特征**
　　易心烦、憋闷。

★ **发病倾向**
　　易患各种皮肤病、消化系统疾病、代谢性疾病，中老年人容易出现高脂血症和肿瘤等。

★ **适应能力**
　　对潮湿闷热的环境或气候较难适应，尤其是夏末秋初时的湿热交蒸气候。

★药食并治

（1）甘露消毒丸，口服，每次 6 ~ 9 克，每日 2 次；茵胆平肝胶囊，口服，每次 2 粒，每日 3 次；金钱草颗粒，开水冲服，每次 1 ~ 2 袋，每日 3 次。服药后湿热体质得以改善，即应停服或减量维持。以上药物的用量用法，以医嘱为准。

（2）鲜金钱草 60 克、鲜白茅根 60 克、鲜车前草 60 克（如用干品，酌情减量），水煎饮，每日或隔日 1 次。服药后湿热体质得以改善，即应停服或减量维持。

（3）可饮金钱草茶。

★穴位疗法

（1）耳穴取肺、肝、脾、胃、内分泌，以王不留行籽贴压。

（2）在背部行走罐或留罐法。在大椎行刺血拔罐法。

（3）在耳尖点刺放血。

★其他

金钱草 30 克、绵茵陈 30 克、车前草 30 克、泽泻 50 克，煎水浴体或浴足。

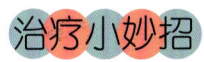

专家养生建议

★饮食

（1）饮食以清淡为主，宜食谷类、薏苡仁、赤小豆、绿豆、白萝卜、苦笋、芹菜、空心菜、豆芽、金线莲、苦瓜、冬瓜、葫芦、丝瓜、黄瓜、莲藕、火龙果、杨桃、蛤蜊、海蜇、海带。宜饮绿茶、乌龙茶。

（2）忌食油腻、辛热和煎炸的食物，如肥肉、腊肉、腊肠、黄油、狗肉、羊肉、公鸡肉、虾、龙眼、荔枝、榴莲、蜂蜜、红枣、辣椒、韭菜、桂皮。不宜饮酒。

★运动

可参与各种运动，如登山、游泳、跑步、跳绳、踢毽子、太极拳、八段锦、篮球、足球、网球。

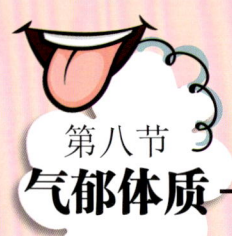

第八节
气郁体质——情绪不稳总忧郁

体质解读

　　说到气郁的人，最先联想到的应该就是《红楼梦》中的人物林黛玉了。"林妹妹"那种葬花可落泪、望月必咏词的惆怅敏感，就是气郁体质者的典型表现。气郁体质较多见于女性。

体质特征

★ **形态特征**

　　形体偏瘦者较多。

★ **常见表现**

　　平时忧郁面貌，神情多烦闷不乐，胸胁胀满或走窜疼痛，喜叹气，或嗳气呃逆，或喉间有异物感，或乳房胀痛，睡眠较差，食欲减退，易心悸惊恐，健忘，痰多，大便多干结，小便正常，脉弦细。

★ **心理特征**

　　性格内向，情绪不稳定，忧郁，心理脆弱，敏感多疑，惧怕寂寞、孤独。

★ **发病倾向**

　　易患抑郁症、焦虑症、神经性皮炎、月经失调、经行乳房胀痛、内分泌失调、失眠、梅核气等。

★ **适应能力**

　　对精神刺激适应能力较差，不喜欢阴雨天气。

★ **舌的表现**

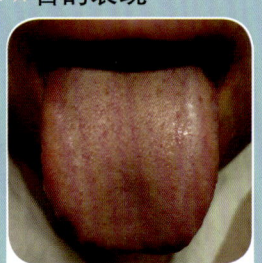

舌淡红，苔薄白，少数可见肝郁线（舌面两侧出现的细长黏腻的唾沫线或竖条状浅痕）

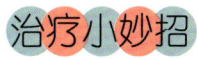

★药食并治

（1）丹栀逍遥丸或者逍遥丸，口服，每次9克，每日2次；舒肝理气丸，口服，每次3~6克，每日3次；柴胡舒肝丸，口服，每次1丸，每日2次。服药后气郁体质得以改善，即应停服或减量维持。以上药物的用量用法，以医嘱为准。

（2）玫瑰花茶、薄荷茶，气郁体质者可适量饮用。

★穴位疗法

（1）耳穴取神门、肝，以王不留行籽贴压。
（2）在背部行走罐或留罐法。
（3）揉按合谷、内关、三阴交、太冲、气海。

★其他

玫瑰花50克、玳玳花30克、薄荷30克、香橼50克，布包水煎，浴体或浴足。

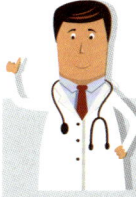

专家养生建议

★饮食

宜多食黄花菜、芹菜、茼蒿、罗勒、西红柿、葱、大蒜、荞头、刀豆、豌豆、甘蓝、海带、紫菜、白萝卜、柚子、橙子、金橘、山楂等。早晨可饮茶、咖啡以提神，午后避免饮茶、咖啡以免影响睡眠。可适量饮酒。

★情志

应保持情绪乐观、开朗、活泼。多结交朋友，多参加集体活动，多与人交流，避免自我封闭状态。如有不良情绪，应及时排解，可向亲人、朋友或同学倾诉，以寻求心理上的支持与慰藉，必要时可求助于心理咨询师或心理医生。

★运动

积极参加各种运动，如篮球、网球、足球、羽毛球、乒乓球、游泳、跳绳、登山、跑步、骑车、踢毽子、舞蹈以及各种武术。太极拳、太极剑、瑜伽、静气功，对于舒缓情绪也很有帮助。

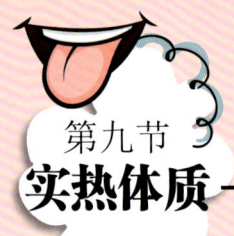

第九节
实热体质——性格急躁易口渴

体质解读

　　由于现在冷饮与空调大行其道，已经较少能见到实热体质者，且一般是见于年轻男性。所以不要出现"上火"症状，就以为自己是实热体质，就吃降火药。体质判断错了，服错了药，很可能会出现"上火"症状，有可能是阴虚火旺，也可能是湿热。如果光清火，不排湿，是治标不治本。所以如果摸不准自己的体质，切不可盲目用药，可以去找中医大夫咨询一下。

体质特征

★ 形态特征
　　形体偏瘦者较多。

★ 常见表现
　　面色偏红，眼睛偏红，目光炯炯有神，口苦，口渴，咽干，咽痛，食欲佳，大便干结，小便黄，脉滑、实或弦。

★ 心理特征
　　精力充沛，烦躁易怒，易激动，易冲动，失眠多梦。

★ 发病倾向
　　容易出现各种炎症、发热性疾病、出血证和各类肿痛。

★ 适应能力
　　不耐受燥热的气候和环境，喜欢冬季不喜欢夏季。不能耐受热性的饮食。

舌的表现

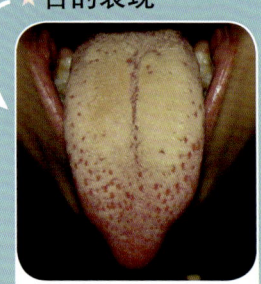

舌红，苔黄，或少津

★药食并治

（1）黄连上清丸，口服，每次 3 克，每日 2 次；防风通圣丸，口服，每次 6 克，每日 2 次；清火栀麦片，口服，每次 2 片，每日 2 次；穿心莲片，口服，每次 1～2 片（大片），每日 3 次；双黄连口服液，口服，每次 20 毫升，每日 3 次。服药后实热体质得以改善，即应停服或减量维持。以上药物的用量用法，以医嘱为准。

（2）苦笋小肠煲、莲藕大骨汤、金线莲水鸭母汤、石橄榄排骨汤、海带绿豆水鸭母汤，实热体质者可适量食用。

（3）菊花茶、金银花茶、金线莲茶、莲子心茶，实热体质者可适量饮用。也可用生大黄或生栀子泡水饮用。

★穴位疗法

（1）耳穴取肺、肝、脾、胃，以王不留行籽贴压。

（2）在大椎行刺血拔罐法。

（3）在耳尖点刺放血。

★其他

夏枯草 30 克、菊花 30 克、金银花 30 克、青蒿 40 克，布包水煎，浴体或浴足。

专家养生建议

★饮食

（1）饮食以素食为主，多食豆腐、绿豆、绿豆芽、苦瓜、西瓜、地瓜、冬瓜、黄瓜、苦笋、莲藕、空心菜、苋菜、白菜、芹菜、茭白、香蕉、枇杷、火龙果、梨、贝类、螃蟹、猪小肠、猪小肚、芝麻油。宜饮绿茶、苦丁茶、凉茶。可食龟苓膏、仙草蜜。

（2）不宜食或少食羊肉、狗肉、鹿肉、公鸡肉、鸽子、鹌鹑、番鸭、虾、龙眼、荔枝、榴莲、红枣、韭菜、辣椒、花椒、胡椒、生姜、大蒜。不宜食煎炸食品、烧烤食品、肥腻食品、火锅、方便面。不宜饮酒。一般不宜服用滋补之品，如人参、黄芪、当归、鹿茸、冬虫夏草。

★运动

可参与各种运动，如溜冰、滑雪、游泳、水球、羽毛球、网球、高尔夫、跳绳、太极拳、跆拳道、八段锦、舞蹈、瑜伽、静气功。

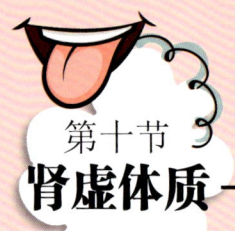

第十节
肾虚体质——腰膝酸软房事差

体质解读

　　肾虚体质者常会出现膝盖酸软无力，牙齿松动，头发早白和脱发，健忘，精神恍惚，腰酸腰软或疼痛，阳痿遗精，精少不育，闭经不孕。肾开窍于耳，因此耳聋耳鸣也是肾虚体质者的常见症状。肾虚体质者耳鸣的声音很小，像蚊虫在耳边一样，而耳聋是渐渐听力下降的，不是突发性的。除了生理上的变化，心理上的改变也伴随而来，常见的有精神不振，嗜睡，反应迟钝，做事瞻前顾后，缺乏勇气，甚者会出现过度敏感、急躁难安、极度自卑这样的极端情绪。

体质特征

★ 形态特征
　　形体瘦弱者较多。

★ 常见表现
　　男子精少不育，女子经闭不孕，性功能低下。小儿发育迟缓，身体矮小，囟门迟闭，智力低下，骨骼痿软，动作迟缓；成人早衰，腰酸膝软，头晕，耳鸣，听力下降，健忘恍惚，两足痿软，脱发严重或头发早白，牙齿松动，目眶暗黑，神情呆钝，脉细或弱，尤以尺部为甚。

★ 舌的表现

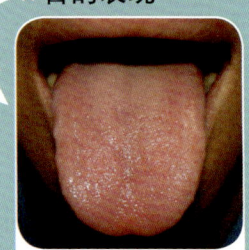

舌淡或淡嫩，苔白

★ 心理特征
　　精神萎靡，健忘，失眠，多梦。

★ 发病倾向
　　易患虚证，儿童容易发育不良，中老年人容易衰老。

★ 适应能力
　　对燥热或寒冷的气候都不耐受，对外邪的抵抗力较差。

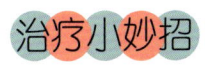

治疗小妙招

★药食并治

（1）六味地黄丸，口服，每次9克，每日2次；还少丹，口服，每次6～9克，每日2次；首乌延寿片，口服，每次9克，每日2次；河车大造丸，口服，每次6克，每日2次；紫河车胶囊，温黄酒或温开水送服，每次15粒，每日2次；灵芝孢子粉胶囊，口服，每次3～4粒，每日1次。服药后肾虚体质得以改善，即应停服或减量维持。以上药物的用量用法，以医嘱为准。

（2）冬虫夏草，研粉吞服，每次1~3克，每日1次。服药后肾虚体质得以改善，即应停服或减量维持。

（3）熟地黄枸杞牛肉汤、核桃枸杞芝麻小米粥、冬虫夏草炖鸭汤、土龙猪尾汤、黄精炖老鳖、枸杞海鳗汤、杜仲炖猪肾，肾虚体质者可适量食用。

（4）冬季可熬制以下膏方服用：熟地黄100克、枸杞80克、制何首乌80克、桑葚50克、女贞子50克、山茱萸50克、怀牛膝40克、炒杜仲40克、生白术50克、茯苓40克、陈皮30克、砂仁20克，水煎1～2小时后，去渣浓煎，以适量饴糖或蜂蜜收膏。口服，每次10克，每日1次，或遵医嘱。

（5）枸杞茶，或将制何首乌或灵芝水煎后代茶饮，肾虚体质者可适量饮用。

（6）首乌酒、枸杞酒、锁阳酒、桑葚酒，肾虚体质者可适量饮用。

★穴位疗法

（1）耳穴取神门、肾，以王不留行籽贴压。

（2）在腰部行留罐法。

（3）揉按或艾灸肾俞、关元，以及腰部痛点；揉按太溪。

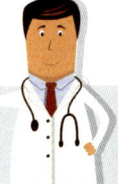

专家养生建议

★饮食

宜多食核桃、淮山药、芡实、莲子、松子、板栗、豇豆、黑豆、芝麻、荠菜、韭菜、蜂王浆、骨髓、猪肾、海蛎、鳗鱼、虾、鲈鱼、甲鱼、燕窝、枸杞、灵芝、海参、海马、土龙、虎尾轮等。宜饮发酵与半发酵类茶，如普洱茶、大红袍等。

★运动

宜舒缓的运动，避免过度劳累。可进行太极拳、静气功、瑜伽、慢跑。练习蹲马步有很好的强腰健肾作用。

★性生活

性生活应当节制，以防更伤肾精。

第四章
常见病症巧应对

　　在日常生活中，我们不可避免地会有生病的时候，而在这时我们该采取什么方法为自己和家人的健康保驾护航，又是否能结合舌象辨证施治呢？本章介绍了常见病症如何结合舌象进行辨证，从而做到有效的自我保健与治疗。

王 | 教 | 授 | 聊 | 养 | 生

春季如何养生

养生是不是等同于进补

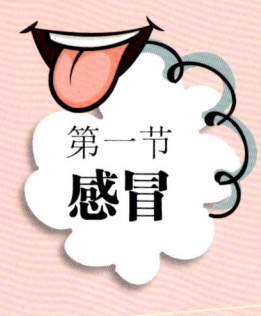

第一节
感冒

中医认为，感冒多以肺卫功能失调为主，是人体感受外邪所致的以鼻塞、流涕、喷嚏、咽痒、咽痛、咳嗽、怕冷、发热、头痛、身痛等为主要表现的疾病。风寒、风热、湿热是感冒常见的病因，而受凉、淋雨则是感冒常见的诱因。现代医学认为，感冒分普通感冒和流行性感冒。普通感冒是多种病毒感染上呼吸道所致，而流行性感冒是流感病毒感染呼吸道所致。一般来说，普通感冒多起病急，病程短，病情轻浅，预后较好；而流行性感冒则病情重，病程长，预后与病毒毒力、自身免疫力有关，年老体弱者易患肺炎性流行性感冒而病死率较高。

风寒犯肺卫证——恶寒重发热轻，无汗，口不渴

常见表现

发热，怕冷，无汗，口不渴，头痛，身痛或周身不适，鼻塞，流清鼻涕，喷嚏，咽喉发痒，咳嗽，痰色白清稀，舌质淡红或淡白，舌苔薄白，脉浮紧或浮缓。

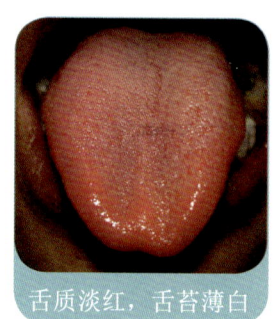

舌质淡红，舌苔薄白

专家快速诊断

★为什么感受风寒邪气之后会出现上述舌象

中医认为，寒性属阴，具有寒冷、凝结、收引的特性，容易遏制阳气，使之不能温煦肌表，因此风寒邪气所引起的疾病表现在舌象上就是舌淡红或淡白，苔薄白。

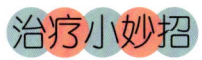
★药食并治

生姜 30 克、葱 20 克、陈皮 10 克，水煎 5 ~ 10 分钟，趁热顿服，服后盖被，以微微出汗为佳；生姜 20 克，洗净，切丝，放入水杯中，用沸水冲泡，盖上盖子浸泡 5 分钟，再调入红糖 15 克，趁热顿服，服后盖被取汗；紫苏 20 克、荆芥 20 克、防风 20 克、陈皮 10 克，水煎 5 ~ 15 分钟，分 2 次温服。

★穴位疗法

（1）耳穴取肺、外鼻，以王不留行籽贴压。

（2）将艾条一端点燃，对准大椎、风池、合谷，距离皮肤 2 ~ 3 厘米，施以回旋灸，使局部有温热感或灼热感，至皮肤红晕为宜，一般每穴艾灸 10 分钟，每日 1 次；揉按合谷、风池、大椎。

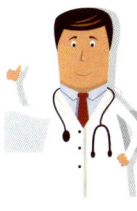

专家养生建议

★饮食

饮食要清淡易消化，不宜食生冷、油腻的食物。宜多喝水。

★运动

有的人认为剧烈运动发点汗，对感冒的治疗有益，殊不知在患病时，剧烈运动会削弱患者抵抗力，因此不宜提倡。

★其他

发生风寒感冒后，患者要注意保暖和休息。用热水泡脚或泡个热水澡，对风寒感冒的康复有一定帮助，但是在泡热水澡后，一定要注意保暖，否则旧病未去，新病又起。

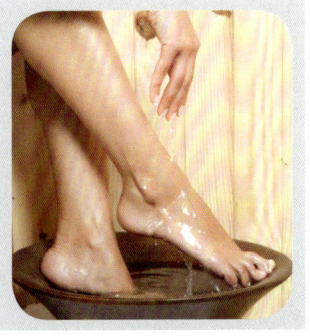

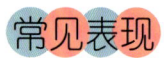**常见表现**

　　恶寒轻，发热重，口微渴，轻微汗出，头胀痛，咽喉红肿疼痛，咳嗽，咳黄黏痰，舌尖红，舌苔薄白或微黄，脉浮数。

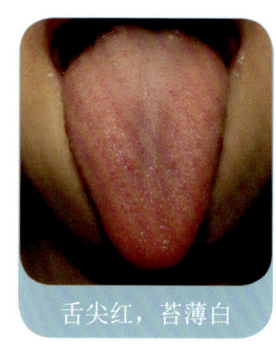

舌尖红，苔薄白

专家快速诊断

★为什么感受风热邪气之后就会出现上述舌象

　　因为舌尖主要反映的是人体上焦的病变，与心、肺的功能相应，风热邪气本性属阳，容易损伤人体津液，表现为阳热证候，因此风热邪气侵袭肺卫表现在舌象上多为舌尖发红，苔薄黄。

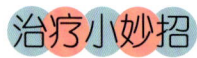**治疗小妙招**

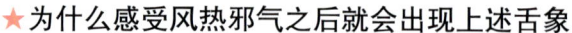

★药食并治

　　（1）维 C 银翘片、银翘解毒丸、桑菊感冒片、羚翘解毒丸、羚羊感冒片、抗病毒颗粒、双黄连口服液等，可酌情选用。对于小儿因风热感冒所致的咽喉红肿或扁桃体肿大，小儿咽扁颗粒也很有效。

（2）桑叶 10 克、菊花 10 克、薄荷 10 克、生甘草 10 克，混合后用沸水冲泡，代茶频饮；白萝卜 250 克切片，加水 3 杯，煎成 2 杯，加适量白糖，趁热喝 1 杯，半小时后，温热再喝 1 杯；金银花 30 克、薄荷 10 克、鲜芦根 60 克，先将金银花、芦根加水 500 毫升，煮 15 分钟，后下薄荷，煮沸 3 分钟，滤出，加白糖，分 3～4 次温服。

★穴位疗法

（1）耳穴取肺、外鼻，以王不留行籽贴压。

（2）刮痧取风池、大椎、曲池、尺泽、外关、合谷，采用泻法，大椎重刮或放痧。先刮风池，再刮大椎，然后刮曲池、尺泽，最后刮合谷、外关。

（3）揉按合谷、风池、大椎。

（4）在少商点刺放血。

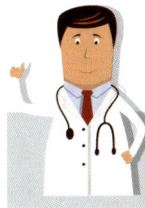

专家养生建议

★饮食

风热感冒患者不宜食用易"上火"的食物，如油炸、烧烤的食物、辣椒、生姜、羊肉、狗肉等，也不宜饮酒。

★其他

风热感冒的生活调理与风寒感冒相类似，如注意保暖和休息、多喝水、饮食不宜生冷油腻等。

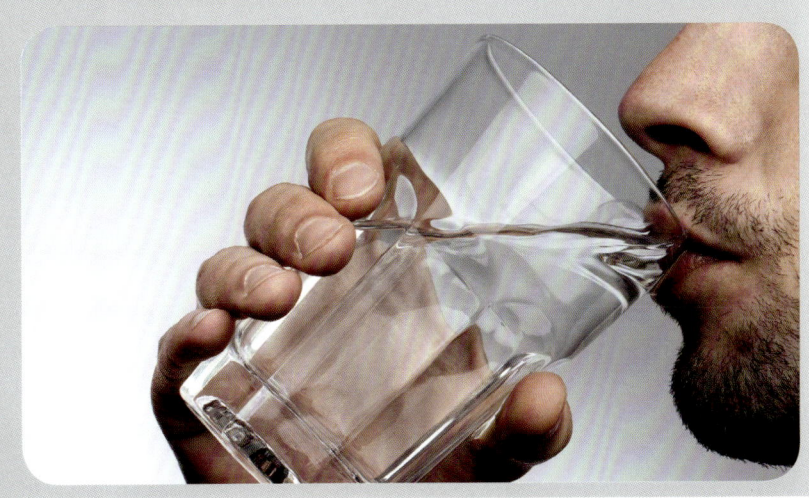

湿热犯卫气分证——肢体困重，发热，头痛

常见表现

身热，恶寒，少汗，头重，头痛，四肢困重，胸闷，胃胀满，或有咳嗽，舌淡红，苔淡黄腻，脉缓。

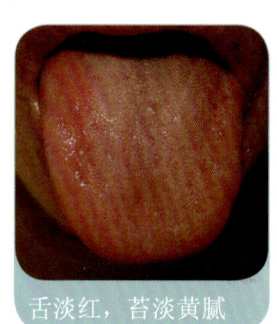

舌淡红，苔淡黄腻

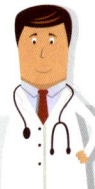

专家快速诊断

★为什么平素涉水、淋雨会出现上述舌象

因为湿邪本质属于阴邪，性质重浊而黏腻，易损伤阳气，从而阻碍脾的运化功能，引起体内水液的代谢不畅，表现在舌象上多舌体胖大、舌头两侧有牙齿印、苔腻；热邪会使舌色偏红、苔偏黄。

治疗小妙招

★药食并治

（1）可选用甘露消毒丹。

（2）鲜绿豆芽 200 克，榨汁饮用；莲藕 200 克，水煎饮。

（3）金钱草 30 克、藿香 30 克、芦根 30 克，水煎服，每日 1 剂；薏苡仁 50 克、赤小豆 50 克、绿豆 50 克，煮粥食用。

★穴位疗法

（1）耳穴取肺、脾，以王不留行籽贴压。

（2）刮痧取膻中、中脘、孔最、支沟、合谷、足三里等，采用平补平泻法，先刮膻中，其次刮中脘，然后取孔最、支沟和合谷，最后刮拭足三里。

（3）揉按合谷、风池、大椎。

专家养生建议

★饮食

（1）饮食调理对湿热感冒患者尤为重要。湿热感冒患者的饮食务必清淡。简单地说，就是"多吃素，少吃肉"。新鲜的叶类蔬菜如油菜、菠菜、白菜、包菜；各种瓜类如黄瓜、葫芦、冬瓜、丝瓜；各种水果如杨桃、火龙果、梨、苹果、葡萄、西瓜、柑橘等；海鲜食品中各种海蛤；以及豆腐、豆芽、豆苗，对湿热感冒的调理都是很适合的。

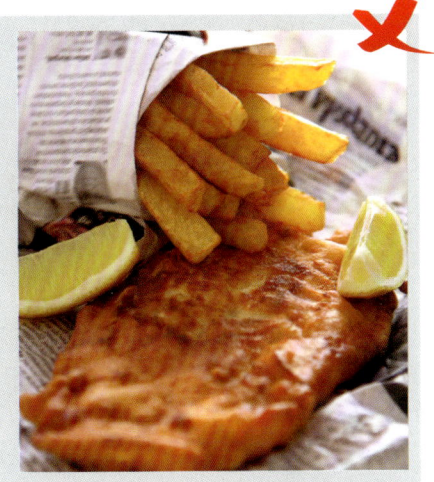

（2）各种油腻的肉类食品、烧烤、方便面、酒、咖啡等对湿热感冒的治疗非常不利。

★睡眠

保证充足的睡眠对湿热感冒的康复也很有帮助，睡眠不好，往往会加重病情。

编者小叮嘱

普通感冒的自然病程在一周左右，而湿温感冒的病程较长，常常是半个月到一个月，甚至更长；湿温感冒有明显的地域性，主要发生在温暖而潮湿的地区，而普通感冒无明显的地域性。舌苔对诊断感冒有非常重要的作用，普通感冒的舌苔为薄白苔（风寒感冒）或薄黄苔（风热感冒），而湿温感冒的舌苔为白腻苔或黄腻苔。

湿温感冒的发热往往体温很高，但热势并不明显。患者看上去脸不红，不口渴，也不出汗，但体温却高得吓人，这就是中医所谓的"身热不扬"。湿温感冒的发热，西医习惯用解热镇痛药和抗生素治疗，虽然能取得一时的退热效果，但药效一过，发热随即复起。而中医治疗湿温感冒的发热，效果非常好，退热后不会复发。

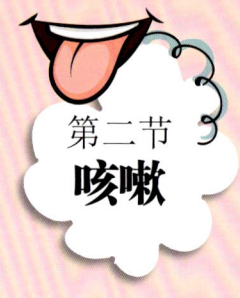

第二节
咳嗽

咳嗽是人体清除呼吸道内的分泌物或异物的保护性呼吸反射动作，它既是一种生理性保护反应，也是常见的疾病症状。中医认为，外感六淫（指风、寒、暑、湿、燥、火）、脏腑内伤（如肺气虚、肺阴虚、痰饮犯肺、脾虚生痰犯肺、肝火犯肺、肾阳亏虚等）均可导致肺的宣发肃降功能失调而导致咳嗽。现代医学认为咳嗽多见于上呼吸道感染、急性咽炎、急性支气管炎、慢性支气管炎、肺气肿、肺炎、肺结核、支气管扩张、肺癌等疾病。

风寒犯肺证——痰稀色白，恶寒，流清涕

常见表现

咳嗽，咳痰稀色白，微有恶寒发热，鼻塞，流清涕，咽痒，或见身痛、无汗，舌淡红或淡白，苔薄白，脉浮紧。

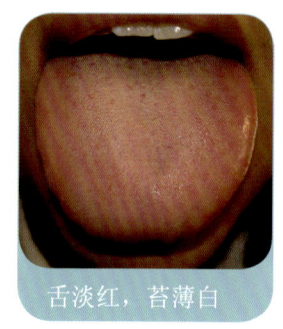

舌淡红，苔薄白

专家快速诊断

★为什么感受风寒之邪后会出现上述舌象

因为寒为阴气的表现，性质属阴，具有寒冷、凝结、收引的特性。当机体阳气充足的时候可以制约阴寒，但此时感受了外来的风寒邪气使得寒邪偏盛，导致体内的阳气不仅不足以祛除寒邪，反而被寒邪所困，故阳气不足，舌象多为舌淡白或淡红，苔薄白。

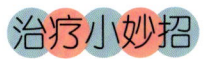治疗小妙招

★**药食并治**

（1）治疗寒咳的中成药相对较少。如果是外感所致的寒咳，通宣理肺丸非常适合；如果是内伤所致的寒咳，可选用金匮肾气丸、附子理中丸等。而蛇胆川贝液、急支糖浆、止咳橘红丸等则不宜服用。

（2）陈皮30克、生姜20克、大蒜30克，水煎饮，每日1剂；金沸草50克（布包）、生姜30克，与猪肺1个同炖，吃肉喝汤。

★**穴位疗法**

（1）耳穴取肺、外鼻，以王不留行籽贴压。

（2）在背部行闪罐、走罐或留罐法。

（3）揉按合谷、风池、大椎。

专家养生建议

★**饮食**

（1）可食用生姜、萝卜、芋头。有一种糖果名为"橘红膏"，可以用于寒咳，因为橘红性温。

（2）寒咳患者不宜食用生冷油腻的食物。辛辣和过咸的食物会刺激支气管而使咳嗽加重，因此也在禁食之列。很多人认为，梨、枇杷、燕窝这些食物对咳嗽很好，殊不知，这些食物对寒咳是不适宜的，因为它们性偏寒凉，服用后只会加重病情。

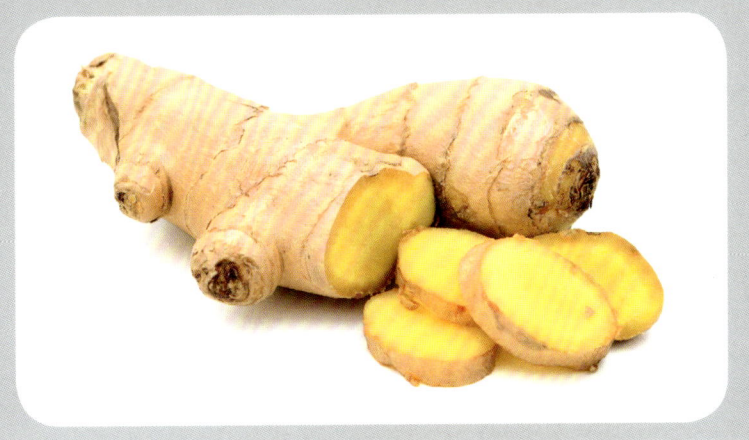

风热犯肺证——痰稠色黄，发热，黄浊涕

咳嗽，咳黄稠痰，口渴，咽痛，鼻塞，流黄浊涕，身热，微恶风寒，舌尖红，苔薄黄，脉浮数。

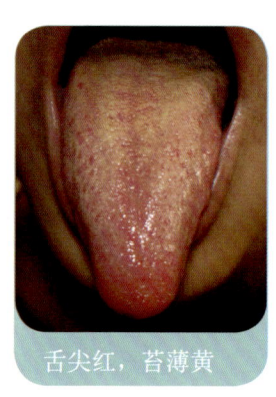

舌尖红，苔薄黄

专家快速诊断

★为什么风热邪气侵袭人体后会出现上述舌象

热邪又称温邪，性质属阳，具有炎热的特点。人体遭受风热邪气后容易出现高热、恶热、烦渴、汗出等一系列的阳热症状，同时热邪具有升腾的特点。舌前部为肺的反射区，热邪犯肺表现在舌象上就是舌尖红，舌苔受热邪熏蒸，故表现为苔黄。

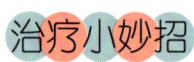

咳嗽，咳黄稠痰，口渴，咽痛，鼻塞，流黄浊涕，身热，微恶风寒，舌尖红，苔薄黄，脉浮数。

★药食并治

（1）治疗热咳的中成药非常多，例如急支糖浆、蛇胆川贝液、川贝枇杷糖浆、止咳橘红丸、贝母雪梨膏等。

（2）鱼腥草50克（布包）、白萝卜1个、猪肺1个，同炖，吃肉喝汤；罗汉果2个、雪梨1个、川贝母5克、冰糖适量，水煎饮；海带适量、绿豆适量、水鸭1只，同炖，吃肉喝汤。

★穴位疗法

（1）耳穴取肺、外鼻，以王不留行籽贴压。

（2）在背部行闪罐、走罐或留罐法。在大椎行刺血拔罐法。

（3）揉按合谷、风池、大椎。

（4）在耳尖、少商点刺放血。

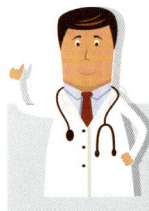

专家养生建议

★饮食

（1）饮食宜清淡，多食瓜果蔬菜，多饮水。以下食品可供选用：蔬菜类如丝瓜、冬瓜、竹笋、紫菜、莲藕、芹菜、萝卜、百合等；水果类如梨、枇杷、柿子、杏子、柑橘、杨桃、无花果、火龙果等。燕窝、银耳也可食用。

（2）少食辛辣刺激、肥甘厚腻之品。乌梅、石榴等酸收之品，因有闭门留邪之嫌，应慎食。热咳患者应禁酒。鹅、虾、鱿鱼等生风动火之品也当禁食。

★睡眠

应注意适当休息，保证充足的睡眠。

★运动

不提倡过度运动。

★其他

吸烟对呼吸道有较大刺激，无论是寒咳还是热咳，治疗期间都禁止吸烟。

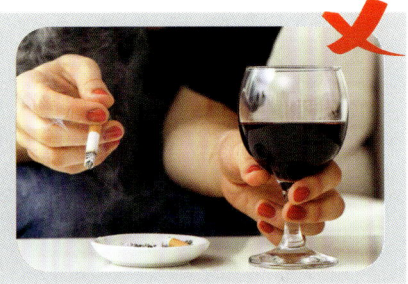

肺阴亏虚证——痰少而黏，口干舌燥

常见表现

干咳，或痰少而黏，或咯血，咽干，口燥，口渴，手足心热，便秘，盗汗，舌红，苔少而干，脉细数。

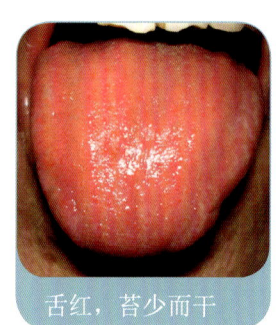

舌红，苔少而干

专家快速诊断

★为什么肺阴虚的咳嗽患者会出现上述舌象

感受热病或长时间患有内伤杂病的患者体内的精血和津液多是不足的，因精血和津液都属阴，故称阴虚。肺阴虚者由于体内的阴液减少使机体没有得到充分的滋养，同时阴虚不能制约体内的阳气，出现阳气亢盛而产生热的征象，因此出现红舌，苔少而干。

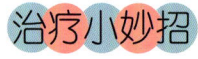

治疗小妙招

★药食并治

雪梨2个、川贝母5克，炖冰糖食用；燕窝1个或银耳适量，水浸泡24小时后，炖冰糖食用；花生浆煮沸后冲鸡蛋清食用。

★穴位疗法

（1）耳穴取肺、肾，以王不留行籽贴压。

（2）揉按太溪、三阴交。

专家养生建议

★饮食

（1）宜多食大白菜、黑木耳、银耳、豆腐、甘蔗、李子、桃子、梨、荸荠、西瓜、黄瓜、哈密瓜、甜瓜、百合、山药、鲍鱼、甲鱼、乌龟、海参、海蛎、蛤蜊、海蜇、燕窝、水鸭、猪皮等。宜饮牛奶、绿茶或乌龙茶。

（2）不宜食羊肉、狗肉、鹿肉、公鸡肉、鸽肉、韭菜。以生姜、胡椒、花椒、辣椒、山奈、八角茴香、黄酒作佐料时用量宜少。不宜食火锅、烧烤、方便面。不宜或尽量少饮酒。

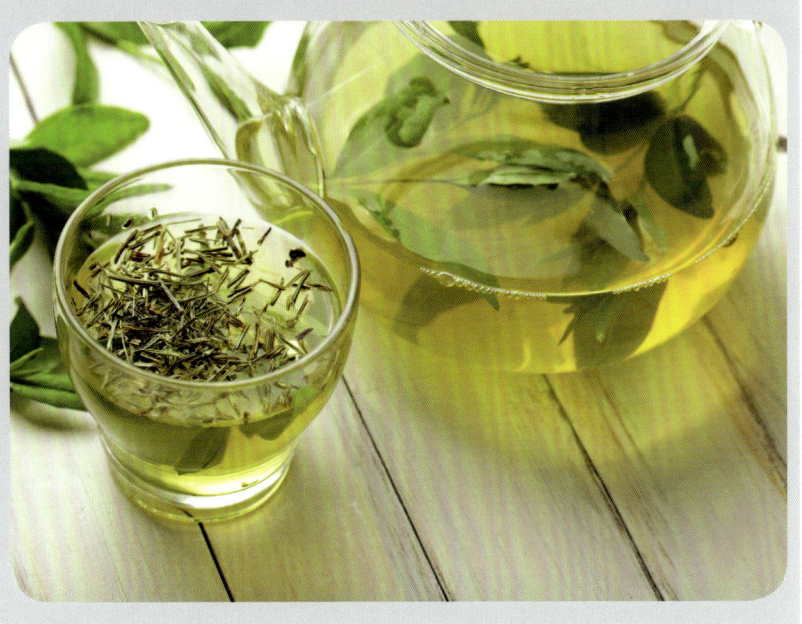

★睡眠

不要熬夜，应在夜晚11时前入睡，睡到自然醒。夏季宜午休。

脾虚生痰证——面色萎黄，乏力纳少

咳嗽，痰多色白、质稀易咳，面色苍白或萎黄，疲乏无力，四肢倦怠，食欲欠佳，大便稀软，或面部、下肢水肿，舌淡白，或嫩，苔白腻，边有齿痕，脉虚或弱。

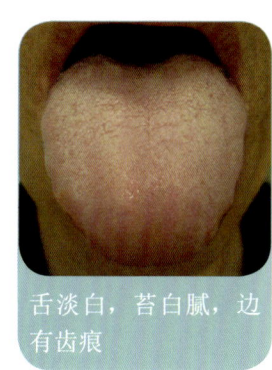

舌淡白，苔白腻，边有齿痕

专家快速诊断

★为什么脾虚的咳嗽患者会出现上述舌象

人体脾脏主宰精微、水湿的运化，维持着人体内水液的代谢平衡。脾脏虚弱的患者由于脾虚而不能正常地完成运化体内水湿的任务，水湿邪气上泛于舌面，使舌体胖大填满口腔，长时间受牙齿的挤压逐渐形成边有齿痕的舌苔。长时间的水湿不化又容易聚湿成痰，痰为阴邪，损伤人体阳气，因此反映在舌象上就是淡白或淡白而嫩的舌质，白腻的舌苔。

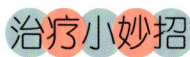治疗小妙招

★药食并治

生白术 30 克、茯苓 30 克、陈皮 30 克、生姜 15 克，水煎饮，或炖鸭汤食用。

★穴位疗法

（1）耳穴取肺、脾，以王不留行籽贴压。

（2）揉按气海、关元、阴陵泉、足三里、三阴交。

专家养生建议

★饮食

（1）宜食大米、小米、黄豆、麦类、花生、白扁豆、山药、苹果、荔枝、龙眼、榴莲、红枣、土豆、蘑菇、鲫鱼、泥鳅、黄鳝、鳗鱼、番鸭、乳鸽、鹌鹑、羊肉、鸡肉、牛肉。宜饮红茶、咖啡。

（2）应少食冷饮、冷食，如冰棒、雪糕、冰镇啤酒、绿茶、莲藕、黄瓜、白萝卜、豆芽、西瓜、梨、杨桃等。

★睡眠

保证充足的睡眠，应在夜晚 11 时前入睡，睡到自然醒。夏季宜午休。

★运动

宜舒缓的运动，如太极拳、慢跑、静气功。不宜剧烈运动或负荷量大的运动，如跳绳、举重、足球、排球、网球、游泳等。

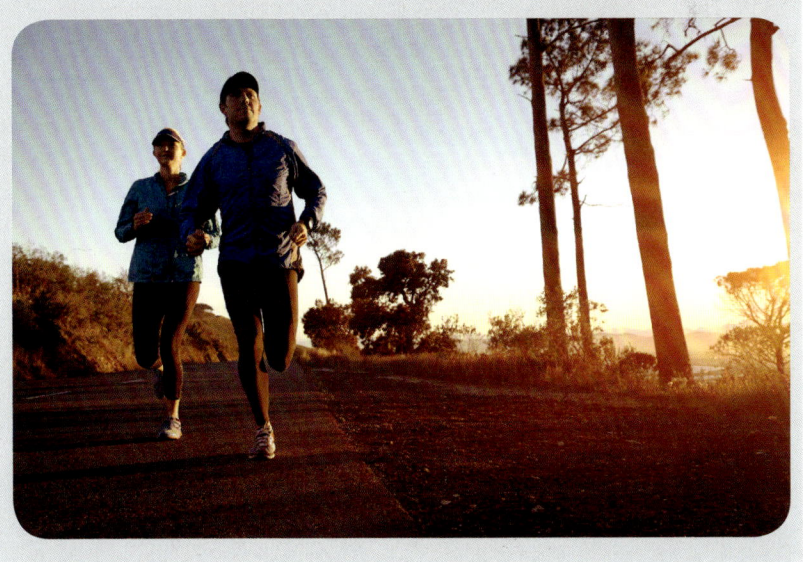

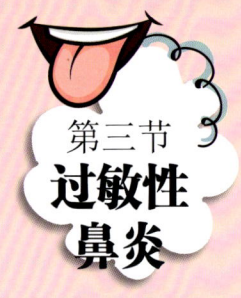

第三节
过敏性鼻炎

过敏性鼻炎即变应性鼻炎，是指特应性个体接触变应原后主要由免疫球蛋白 E 介导的介质（主要是组胺）释放，并有多种免疫活性细胞和细胞因子等参与的鼻黏膜非感染性炎性疾病。中医认为，过敏性鼻炎的病因病机包括先天禀赋不足，外感风邪，致营卫不和，发为鼻炎；或后天养生不慎，致脾气亏虚，脾不运化水湿，聚而生痰，发为鼻炎。现代医学认为，过敏性鼻炎是过敏体质和外界环境中的过敏原交互作用所致。

营卫不和证——鼻痒喷嚏，流清涕

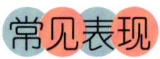

鼻塞，鼻痒，流清涕，喷嚏，上述症状受凉后加重，或有咽痒眼痒，恶风自汗，易疲乏，形体消瘦，舌淡白，苔薄白，脉浮缓。

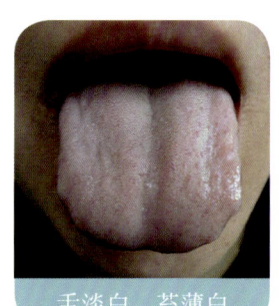

舌淡白，苔薄白

专家快速诊断

★为什么营卫不和的过敏性鼻炎患者会出现上述舌象

卫气具有防卫、免疫及消除外来的或机体内生的各种异物的功能，当卫外的阳气虚弱时，温煦功能不能正常发挥，因此舌象多为舌淡白，苔薄白。

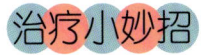

★**药食并治**

桂枝 10 克、生姜 20 克、生黄芪 30 克，炖排骨汤食用。

★**穴位疗法**

（1）耳穴取神门、外鼻、肺、脾、内分泌，以王不留行籽贴压。

（2）揉按或艾灸气海、关元、大椎；揉按风池、印堂、合谷、迎香、足三里。

专家养生建议

★**饮食**

（1）宜食大米、小米、黄豆、麦类、花生、白扁豆、山药、苹果、荔枝、龙眼、榴莲、红枣、土豆、蘑菇、鲫鱼、泥鳅、黄鳝、鳗鱼、番鸭、乳鸽、鹌鹑、羊肉、鸡肉、牛肉。宜饮红茶、咖啡。

（2）应少食冷饮、冷食，如冰棒、雪糕、冰镇啤酒、绿茶、莲藕、黄瓜、白萝卜、豆芽、西瓜、梨、杨桃等。

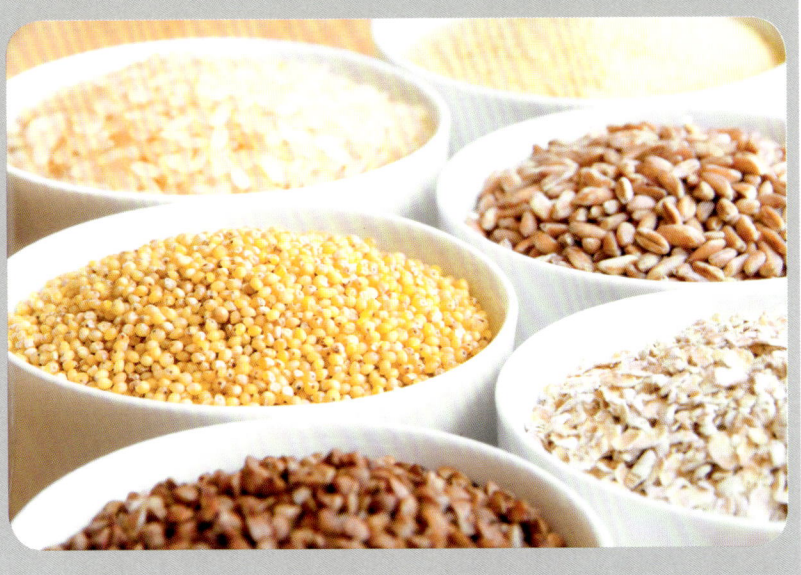

脾虚生痰证——大便稀软，疲乏痰多

鼻塞，鼻痒，流清涕，喷嚏，或有咳嗽、咳白稀痰，面色苍白或萎黄，疲乏倦怠，四肢无力，食欲欠佳，大便稀软，或面部、下肢水肿，舌淡白，或淡白而嫩，苔白腻，边有齿痕，脉虚或弱。

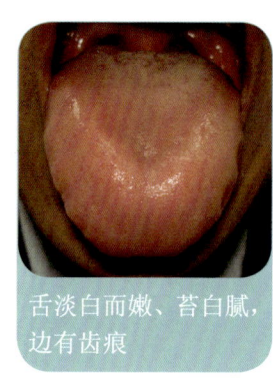

舌淡白而嫩、苔白腻，边有齿痕

专家快速诊断

★为什么脾虚生痰的过敏性鼻炎患者会出现上述舌象

人体脾脏主宰精微、水湿的运化，维持着机体内水液代谢的平衡。脾脏虚弱的患者由于脾虚而不能正常地完成运化体内水湿的任务，水湿邪气上泛于舌面，使舌体胖大填满口腔，长时间受牙齿的挤压逐渐形成边有齿痕的舌象。长时间的水湿不化又容易聚湿成痰，痰为阴邪，损伤人体阳气，因此反映在舌象上就是舌淡白或淡白而嫩，苔白腻。

治疗小妙招

★药食并治

茯苓200克、山药200克、大米200克，研粉，作羹食用；陈皮15克、茯苓30克、生白术30克，水煎代茶饮。

★穴位疗法

（1）耳穴取神门、外鼻、肺、脾、内分泌，以王不留行籽贴压。

（2）揉按气海、关元、风池、合谷、迎香、印堂、阴陵泉、足三里、三阴交。

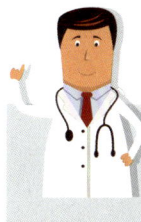

专家养生建议

★饮食

（1）宜食大米、小米、黄豆、麦类、花生、白扁豆、山药、苹果、荔枝、龙眼、榴莲、红枣、土豆、蘑菇、鲫鱼、泥鳅、黄鳝、鳗鱼、番鸭、乳鸽、鹌鹑、羊肉、鸡肉、牛肉。宜饮红茶、咖啡。

（2）应少食冷饮、冷食，如冰棒、雪糕、冰镇啤酒、绿茶、莲藕、黄瓜、白萝卜、豆芽、西瓜、梨、杨桃等。

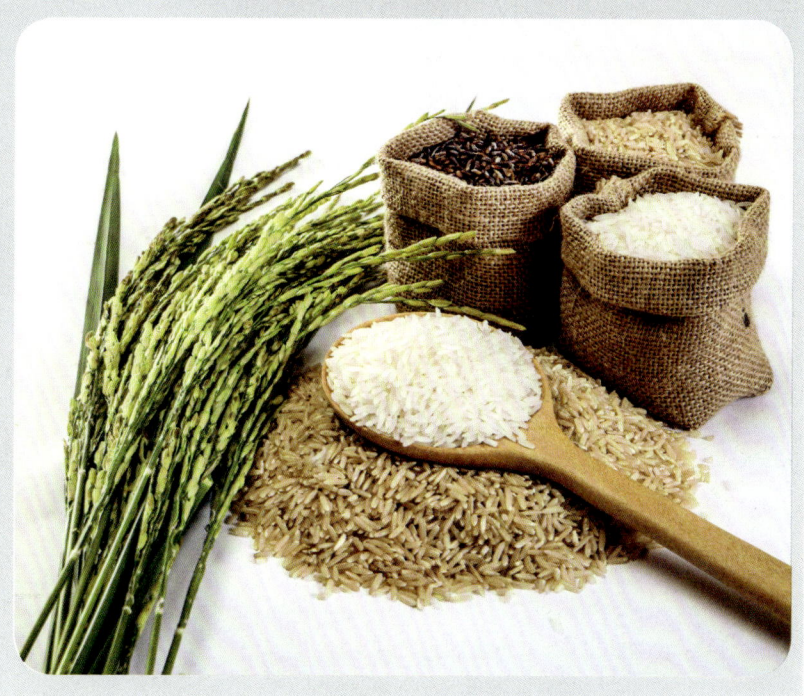

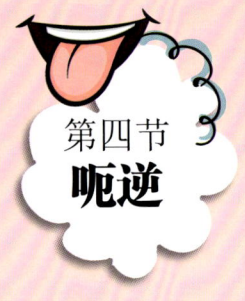

第四节 呃逆

呃逆，是指气从胃中上逆，喉间频频作声，声音急而短促，由横膈膜痉挛收缩引起。呃逆既可能是一种生理现象，也可能是一种病理现象。中医认为，呃逆是由于胃气上逆引起的。饮食不当、脾胃虚弱，可致胃失和降，以致胃气上逆；情志不遂，肝气郁结或肝郁化火，横逆犯胃，也可导致胃气上逆。

胃气上逆证——呕吐恶心，嗳气呃逆

常见表现

喉间呃呃连声，声音短促，频频发出，患者不能自制，舌苔薄白或白腻，脉濡或弦。

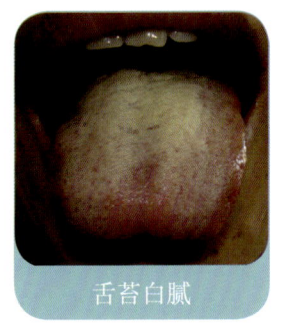

舌苔白腻

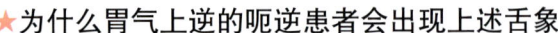

专家快速诊断

★为什么胃气上逆的呃逆患者会出现上述舌象

胃是人体重要的消化器官，具有接受、容纳、腐熟水谷的功能，食物从口腔、食管下移到胃中之后，本应继续向下传输到脾脏，但此时胃中的气机逆乱转而向上，影响消化系统正常功能，日久舌象上就会呈现出苔薄白或白腻。

治疗小妙招

★药食并治

柿蒂 30 克，水煎代茶饮。

★穴位疗法

（1）耳穴取神门、胃、肝、脾，以王不留行籽贴压。

（2）在背部行走罐。

（3）揉按内关、足三里、太冲。

★其他

将吴茱萸9克研粉，用醋调成膏状，敷于涌泉，以伤湿止痛膏固定。

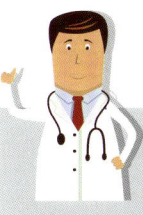

专家养生建议

★饮食

（1）饮食宜多食黄花菜、芹菜、茼蒿、罗勒、西红柿、葱、大蒜、荞头、刀豆、豌豆、豆腐、绿豆、绿豆芽、苦瓜、地瓜、冬瓜、黄瓜、西瓜、苦笋、莲藕、空心菜、苋菜、白菜、茭白、香蕉、枇杷、火龙果、梨、贝类、螃蟹、猪小肠、猪小肚、芝麻油。宜饮绿茶、苦丁茶、凉茶，还可食龟苓膏、仙草蜜。

（2）不宜食或少食羊肉、狗肉、鹿肉、公鸡肉、鸽子、鹌鹑、番鸭、虾、龙眼、荔枝、榴莲、红枣、韭菜、辣椒、花椒、胡椒、生姜、大蒜等。不宜食煎炸食品、烧烤食品、肥腻食品、火锅、方便面。不宜饮酒。

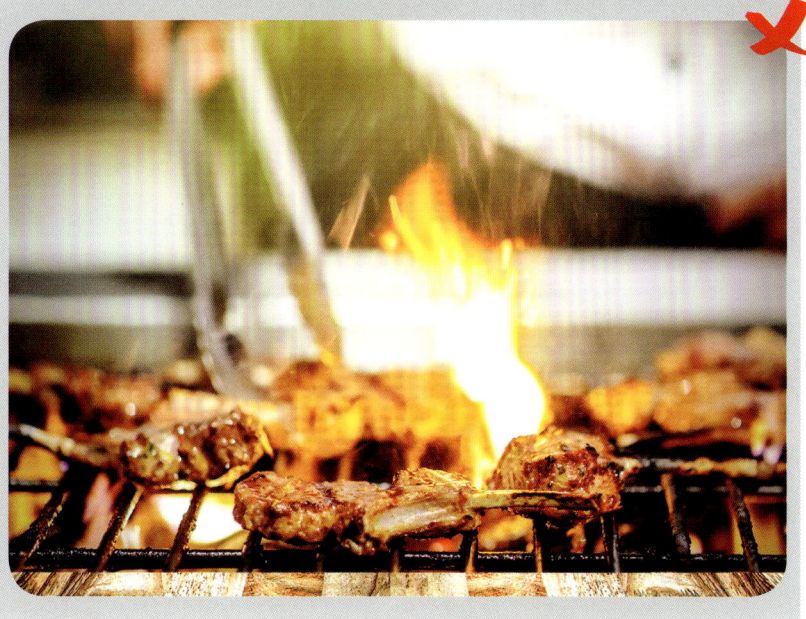

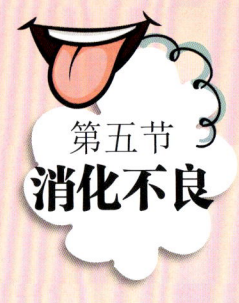

第五节
消化不良

消化不良是一种常见的临床综合征，多是由胃动力障碍所引起的，主要表现为上腹部胀或痛，嗳气，食欲不佳或不振，大便不成形或稀溏等。中医认为，消化不良是因饮食不节制、感受外邪或脾胃内伤，导致脾的运化功能和胃的受纳腐熟功能失调所致。现代医学把消化不良分为功能性消化不良和器质性消化不良。

邪滞脾胃证——反酸，大便臭秽

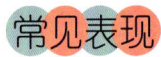 常见表现

腹部胀满或疼痛，食欲不佳或不振，嗳气，反酸，大便非常臭秽，腹泻或排便不畅，舌苔厚腻，脉滑。

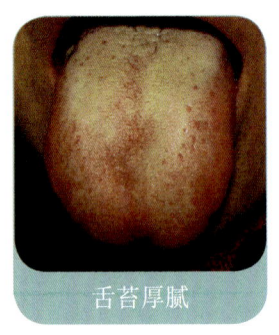

舌苔厚腻

专家快速诊断

★ 为什么痰饮、食积等邪实停滞于脾胃者会出现上述舌象

平时嗜食大鱼大肉等辛甘厚味的患者，体内多痰饮、腐食瘀积，日久使体内的阳气被遏制，脾胃无力运化，造成整个消化系统的功能减退。水谷精微不得运化，堆积成痰湿，上泛于舌面，故成腻苔。

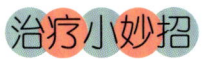

★ 药食并治

（1）白萝卜适量，煮汤或凉拌食用。

（2）神曲 30 克、炒山楂 30 克、炒莱菔子 30 克，水煎代茶饮。

（3）陈皮 15 克、砂仁 10 克，泡茶饮用。

★ 穴位疗法

（1）耳穴取脾、胃、肝，以王不留行籽贴压。

（2）舌痧取下脘至神阙、天枢、内关、足三里、阴陵泉、内庭，选用泻法，先刮腹部下脘至神阙、天枢，再刮前臂内关，然后刮下肢足三里、阴陵泉，最后刮内庭。

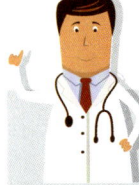

专家养生建议

★ 饮食

（1）饮食以清淡为主，宜食谷类、薏苡仁、赤小豆、绿豆、白萝卜、苦笋、芹菜、空心菜、豆芽、金线莲、苦瓜、冬瓜、葫芦、丝瓜、黄瓜、莲藕、火龙果、杨桃、蛤蜊、海蜇、海带。宜饮绿茶、乌龙茶。

（2）忌食油腻、辛辣和煎炸的食物，如肥肉、腊肉、腊肠、黄油、狗肉、羊肉、公鸡肉、虾、龙眼、荔枝、榴莲、蜂蜜、红枣、辣椒、韭菜、桂皮。不宜饮酒。

★ 睡眠

宜在夜晚 11 时前入睡，睡到自然醒。夏季宜午休。

★ 运动

可参与各种运动，如登山、游泳、跑步、跳绳、踢毽子、太极拳、八段锦、篮球、足球、网球。

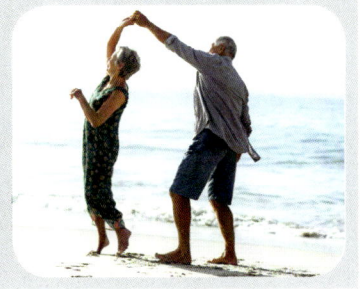

常见表现

　　腹部胀满，或腹部隐痛，食欲不佳或不振，嗳气，大便不成形或稀溏，面色萎黄或苍白，手掌黄，易疲乏，四肢倦怠，舌淡白而嫩，苔薄白或少，脉虚或弱。

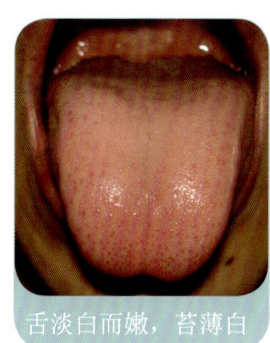

舌淡白而嫩，苔薄白

专家快速诊断

★为什么脾胃虚弱的消化不良患者会出现上述舌象

　　人体内在的脾胃消化功能和营养代谢状况可以通过外在的舌象直观反映出来。人在进食的时候将摄取的营养物质下传至脾胃，胃具有接受、容纳和腐熟水谷的功能，脾可以通过消化吸收营养，化生气血并将营养物质输送到全身以满足脏腑功能的需要。脾胃虚弱的患者多伴有食欲差，进食后消化不良、营养吸收障碍等症状，反映在舌面上就是淡白而嫩的舌质和薄白而少的舌苔。

治疗小妙招

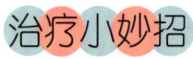

★药食并治

　　（1）可供选用的中成药很多，如参苓白术散、健胃消食片、香砂六君子丸、香砂养胃丸、启脾丸、补中益气丸、大山楂丸，应在医生指导下选用。

（2）生扁豆适量，炒黄炒香食用；山药 30 克、生白术 30 克、炒扁豆 30 克、陈皮 10 克，炖排骨汤或鲫鱼汤食用；莲子 20 克、芡实 20 克、红枣 15 克、陈皮 10 克、大米 50 克，熬粥食用。

★穴位疗法

（1）耳穴取脾、胃、肝，以王不留行籽贴压。

（2）对于小儿消化不良，按摩的疗效非常好，可采用捏脊、揉按腹部、按压足三里、推揉手掌的穴位等方法。

专家养生建议

★饮食

（1）宜食用易消化、易吸收的食物，饮食要有规律。宜食大米、小米、黄豆、麦类、花生、白扁豆、山药、苹果、荔枝、龙眼、榴莲、红枣、土豆、蘑菇、鲫鱼、泥鳅、黄鳝、鳗鱼、番鸭、乳鸽、鹌鹑、羊肉、鸡肉、牛肉。宜饮红茶、咖啡。

（2）不要暴饮暴食。过食高脂肪、高蛋白和高热量的食物会进一步损伤消化吸收功能，这就是中医所谓的"饮食自倍，肠胃乃伤"。应少食冷饮、冷食，如冰棒、雪糕、冰镇啤酒、绿茶、莲藕、黄瓜、白萝卜、豆芽、西瓜、梨、杨桃等。

★睡眠

保证充足的睡眠，应在夜晚 11 时前入睡，睡到自然醒。夏季宜午休。

★运动

适度的运动能促进消化吸收功能，宜多进行舒缓的运动，如太极拳、慢跑、静气功。不宜剧烈运动或负荷量大的运动，如跳绳、举重、足球、排球、网球、游泳等。

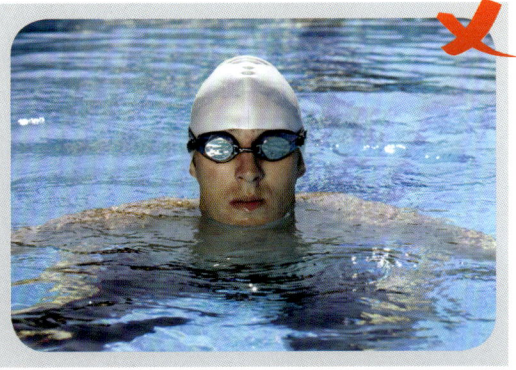

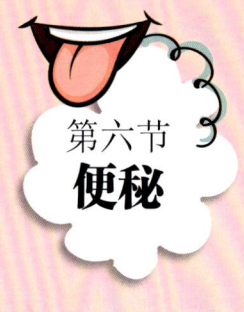

第六节
便秘

排便次数减少、大便干结、排便困难，三者有其二，即为便秘。生活方式不良，如进食瓜果蔬菜过少、饮水过少、运动过少，可导致便秘，在这种情况下，通过调整生活方式，便秘即可得到缓解。中医认为，过食辛燥、热性的食物，外感燥热病邪损耗阴津，脏腑气血津液内伤导致阴血亏虚、脾气虚，都可使肠道失去濡润，大肠气化失司，而导致便秘。现代医学认为，便秘有器质性便秘和功能性便秘两类。顽固性便秘，或久治不愈的便秘，需及时就诊肛肠专科。

胃肠燥热证——口渴口臭，尿黄便秘

常见表现

大便干结，排便困难，排便次数少，严重者数日排便 1 次，或有腹胀腹痛，小便黄少，口渴，或有面部痤疮，或有心烦失眠，口臭，舌红，苔黄燥，脉实。

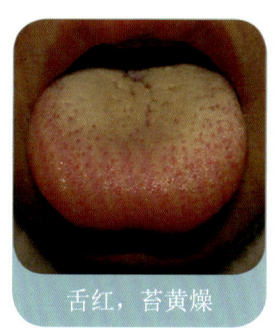

舌红，苔黄燥

专家快速诊断

★为什么胃肠中有燥热的便秘患者会出现上述舌象

这类患者平时多有喜欢吃辛辣、刺激、油腻食物的习惯，时间久了这些肥甘厚味所化生的燥热、痰湿多蓄积在胃肠之中而难以排出。燥热之毒属于阳邪，性质火热，容易引起一系列的阳热亢盛的征象，表现在舌象上就是舌红，苔黄燥。

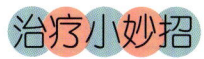

★药食并治

（1）一清胶囊、黄连上清丸、牛黄清胃丸、龙荟丸、麻子仁丸、防风通圣散等可供选用，大便通畅后即停服。

（2）生大黄15克，沸水冲泡饮用。

（3）鲜芦荟适量、白萝卜适量，切成丝，加入酱油、芝麻油、盐，凉拌食用。

（4）酸奶150毫升，加入适量绿茶叶粉末和蜂蜜，搅匀后空腹饮用，每日1～2次。

★穴位疗法

（1）耳穴取脾、胃、大肠、肝，以王不留行籽贴压。

（2）揉按天枢、气海、足三里、合谷、太冲。

★其他

将大黄9克、芒硝9克研粉，用醋调成膏状，敷于神阙，以胶布固定，2日后换药。

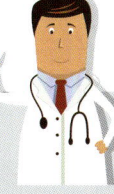

专家养生建议

★饮食

（1）饮食要清淡，多食瓜果蔬菜。蔬菜谷物类如萝卜、红薯、大麦、黄瓜、葫芦、菠菜、苋菜、白菜、油菜、韭菜等含粗纤维较多的叶类蔬菜；水果类如香蕉、西瓜、火龙果、梨、柑橘等。

（2）要忌食肥甘厚腻、煎炸烧烤、辛辣刺激的食物。

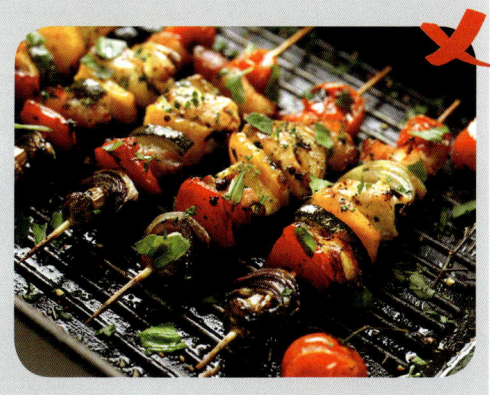

脾气虚证——食欲差，排便无力

常见表现 - ●

　　排便困难，虽用力也难排出，排便后常常感觉疲乏无力，大便正常或干结，腹部胀满，或腹部隐痛，食欲不佳，面色萎黄或苍白，手掌黄，易疲乏，四肢倦怠，舌淡白而嫩，苔薄白或少，脉虚或弱。

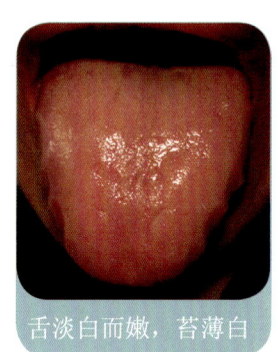
舌淡白而嫩，苔薄白

专家快速诊断

★为什么脾气不足的便秘患者会出现上述舌象

　　人的舌苔是由脾胃将摄取的水谷进行运化，化生为水谷精微上蒸于舌面而形成的。脾气虚弱的患者难以将营养物质进行消化吸收，导致营养代谢功能的降低，继而出现全身虚弱的症状，由于没有足够的营养去滋养舌体，舌体缺乏营养表现出舌淡白而嫩，苔薄白或少。

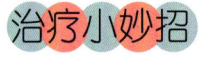治疗小妙招 - ●

　　★药食并治

　　（1）补中益气丸、参苓白术散、人参归脾丸、启脾丸可酌情选用，这些药物空腹服用效果更好。

（2）红枣，洗净食用，每次 5 ～ 10 粒，每日 2 ～ 3 次；生白术 100 克、生黄芪 50 克、陈皮 10 克，炖牛肉或排骨适量，吃肉喝汤；生白术 200 克、山药 200 克、枳壳 30 克，研粉，用蜂蜜水冲服，每次 5 ～ 10 克，每日 1 ～ 2 次。

★ 穴位疗法

（1）耳穴取脾、胃、大肠，以王不留行籽贴压。

（2）揉按或艾灸天枢、气海、关元、足三里、阴陵泉。

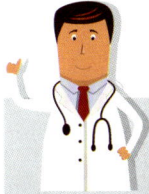

专家养生建议

★ 饮食

（1）可食用红薯、大麦、黄豆等。可酌情服用高丽参、红参、生晒参、蜂蜜等。

（2）气虚便秘者不宜食用生冷、寒凉、油腻之物。寒凉性质的水果如香蕉、西瓜也不适宜食用。叶类蔬菜在烹饪时须加生姜，以免损伤脾胃之阳气。

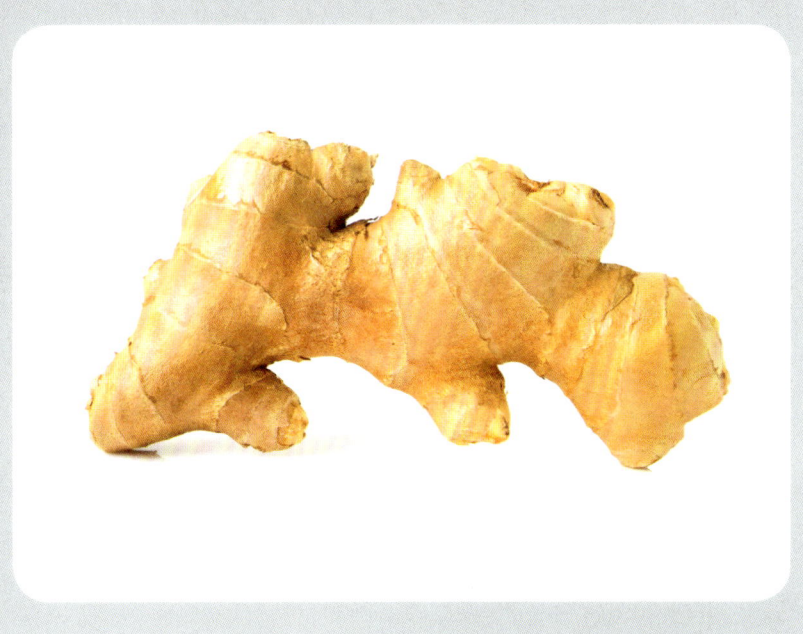

常见表现

　　大便干结，排便困难，排便次数少，严重者数日排便 1 次，或有腹胀腹痛，小便黄少，口渴，咽干，鼻干，口唇皲裂，皮肤干燥脱屑，或有面色、唇色、指甲淡白，或手足心发热，舌淡红或红，苔少，脉细数。

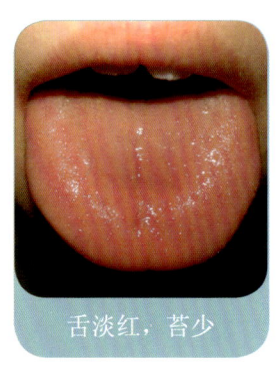

舌淡红，苔少

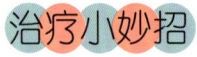

专家快速诊断

★ 为什么阴血亏虚的便秘患者会出现上述舌象

　　由于长期劳损或感受热病而使体内的精血、津液亏虚，不足以供养、滋润脏腑组织和体表孔窍，同时由于阴血不足，滋润、制约阳热的功能减退，致使阴不制阳而出现燥、热等征象，舌象就会呈现出舌淡红或红，苔少。

治疗小妙招

★ 药食并治

　　（1）可选用麻仁丸、润肠丸、通幽润燥丸。

　　（2）核桃仁 30 克、黑芝麻 30 克，共捣如泥，开水冲服，每日 1 次，空腹服用；当归 40 克、肉苁蓉 40 克、陈皮 10 克，炖鸭或排骨，吃肉喝汤；石斛 30 克，炖乌鸡或母鸭汤，吃肉喝汤。

★穴位疗法

（1）耳穴取脾、胃、大肠，以王不留行籽贴压。

（2）揉按天枢、气海、三阴交、太溪、足三里、阴陵泉。

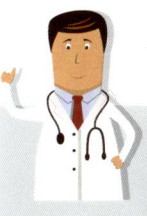

专家养生建议

★饮食

（1）膳食调理与热性便秘者类似。可食用甘蔗、西瓜、百合、沙参、麦冬等。芝麻、核桃、松子仁等也有润肠通便的作用也可食用。宜多饮水。

（2）不宜食用辛辣刺激、油炸烧烤等温热性质的食物。

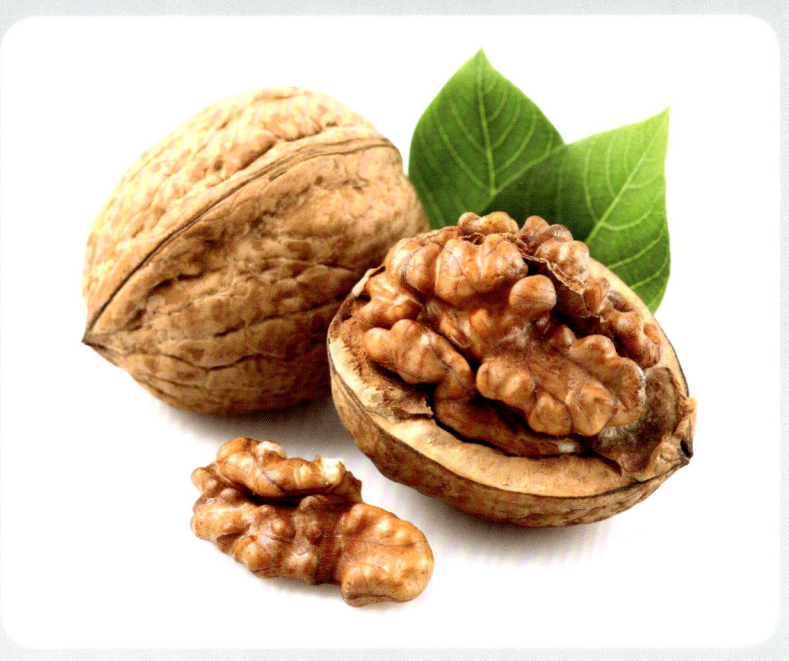

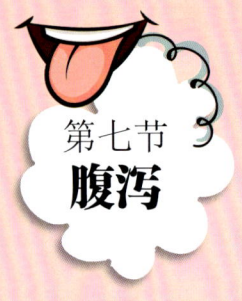

第七节 腹泻

腹泻是一种常见症状，是指排便次数明显超过平日习惯，粪质稀薄，水分增加，每日排便量超过 200 克，或含未消化食物或脓血黏液。中医认为，外感寒、湿、热邪，脾胃内伤，肝郁犯脾，肾阳不能温煦脾阳等都可以导致脾的运化功能和胃的腐熟受纳功能失调，从而出现腹泻。现代医学认为，许多病因都可以导致腹泻，常见的病因有胃肠道细菌、病毒感染，消化不良，食物中毒，肠易激综合征，大肠癌等。

胃肠寒湿证——四肢倦怠，脘腹胀闷

常见表现

腹泻，大便清稀，腹痛，或有腹胀，肠鸣，或有恶心，呕吐，嗳气，食欲不佳或不振，头痛，身痛，或有恶寒、发热，舌淡白或淡红，苔白或白腻，脉浮。

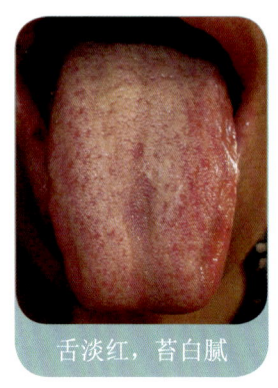

舌淡红，苔白腻

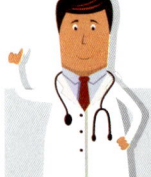

专家快速诊断

★ 为什么胃肠中有寒湿的腹泻患者会出现上述舌象

外感寒湿之邪或过食生冷等带来的寒湿邪气，蓄积在胃肠之中，阳气虚弱，不能温煦、运化，身体呈现出一派寒冷的征象，反映在舌象上就是舌淡白或淡红，苔白或白腻。

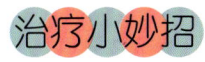

治疗小妙招 - ●

★药食并治

（1）外感寒证腹泻可选用藿香正气类中成药，如藿香正气水、藿香正气口服液、藿香正气软胶囊、藿香正气丸，也可用保济丸。内伤寒证腹泻，可用附子理中丸、金匮肾气丸、四神丸、香砂六君丸、香砂养胃丸、启脾丸、参苓白术散等。

（2）藿香30克、生姜30克、陈皮10克，水煎饮，每日1～2剂；生姜30克、陈皮10克、胡椒5克、鲫鱼1条，炖汤，喝汤吃鱼；生姜30克、焦白术30克、粳米30克、八角茴香和花椒少许，将生姜、焦白术、花椒、八角茴香装在纱布包里，放入锅中加水先煮20分钟，然后下粳米煮粥食用。

★穴位疗法

（1）耳穴取脾、胃、大肠、神门，以王不留行籽贴压。
（2）艾灸神阙；揉按或艾灸天枢、气海、关元、足三里、阴陵泉。

专家养生建议

★饮食

腹泻严重时应少食或暂时禁食，以减轻胃肠道的负担。可适当喝一些糖盐水以补充体液。饮食忌生冷和寒凉，尤其是晨起时不要食用生冷和寒凉的食物，因为此时食用生冷寒凉的食物对脾胃阳气损伤尤为严重。

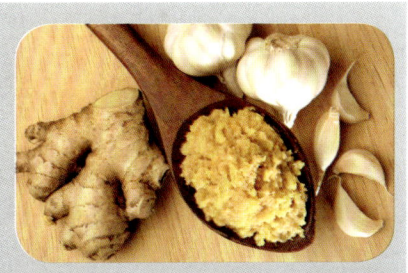

酷暑时亦不要贪凉饮冷。生冷的食物包括生的瓜果蔬菜、冰棒、冰淇淋、冰镇啤酒、冰镇水果、冰镇饮料、凉水。寒凉性质的食物。包括萝卜、黄瓜、冬瓜、丝瓜、莲藕、各种叶类蔬菜、绿豆、豆芽、豆腐、螃蟹、海带、梨、火龙果、杨桃、香蕉等。寒证腹泻的患者，如果一定要食用叶类蔬菜，烹饪时需加生姜作佐料，以顾护脾胃阳气。

★其他

注意腹部的保暖，尤其是在睡觉时的保暖。

常见表现

　　泻下急迫，大便黏腻或排便不爽，大便非常臭秽，肛门有灼热感，腹痛，或有腹胀，肠鸣，食欲差，心烦，口渴，或有发热，小便短少而黄，舌淡红或红，苔淡黄腻，脉滑数。

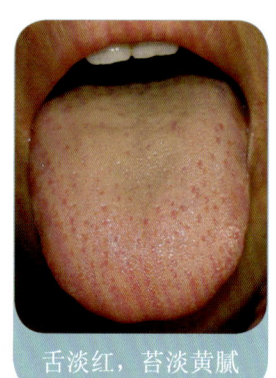

舌淡红，苔淡黄腻

专家快速诊断

★为什么胃肠湿热的腹泻患者会出现上述舌象

　　胃肠湿热多与平素嗜食辛辣、刺激、油腻等食物的饮食习惯有关，日久这些辛辣、刺激、油腻食物所化生的湿热邪气充斥于胃肠之中，影响吸收、运化功能的正常发挥，摄取的肥甘厚味难以被消化，上蒸于舌面而出现舌淡红或红，苔淡黄腻。

治疗小妙招

★药食并治

　　（1）可选用加味香连丸、红灵丹、甘露消毒丹等。

（2）马齿苋 200 克、绿豆 50 克、大蒜 30 克、盐适量，共煮 1 小时饮用；苦瓜 100 克、大蒜 20 克，苦瓜切丝，大蒜加工成泥，再加米醋、酱油、香油拌匀食用；鲜马齿苋 100 克、薏苡仁 30 克、粳米 50 克，煮粥食用。

★穴位疗法

（1）耳穴取脾、胃、大肠、神门，以王不留行籽贴压。

（2）刮痧取脾俞、胃俞、三焦俞、大肠俞、中脘、天枢、上巨虚，采用泻法，先刮背部至大肠俞，再刮腹部中脘至天枢，最后刮上巨虚。

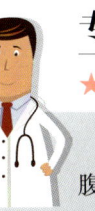

专家养生建议

★饮食

（1）饮食宜清淡、易于消化。进食应定时定量，避免暴饮暴食。腹泻严重时应少食或暂时禁食，可适当喝米汤或糖盐水。热证腹泻者适宜的膳食：豆类如豆腐、豆芽、薏苡仁、赤小豆、绿豆、扁豆；蔬菜类如苋菜、冬瓜、丝瓜、黄瓜。若便次较多的，可以只饮菜汤，少进菜渣；若便次不多，蔬菜可以稍进，但不宜进食太多。

（2）热证腹泻者适宜食用大多数水果，但杨梅、无花果、柿子、杏子等酸收之品不宜食用。而香蕉因有润肠通便的作用，腹泻者也不宜食用。肥腻、辛辣、刺激之物都属禁忌之列。酒、花椒、胡椒、芥末、辣椒性属温热，因此热证腹泻者应禁食。

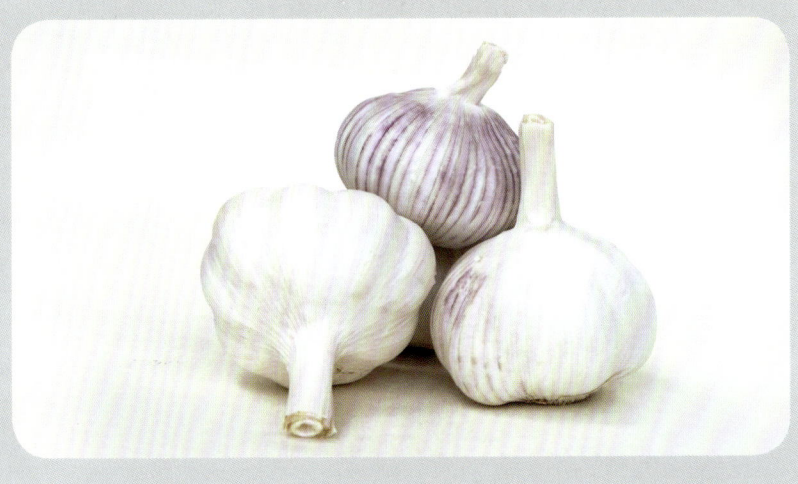

脾胃亏虚证——四肢倦怠，大便稀溏

腹泻，大便稀溏，肠鸣，腹部胀满，或腹部隐痛，食欲不佳或不振，嗳气，面色萎黄或苍白，手掌黄，易疲乏，四肢倦怠，舌淡白而嫩，苔薄白或少，脉虚或弱。

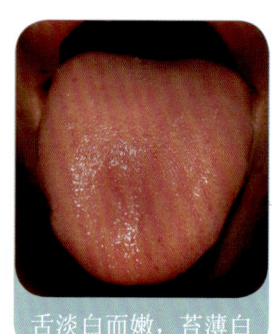

舌淡白而嫩，苔薄白

专家快速诊断

★为什么脾胃虚弱的腹泻患者会出现上述舌象

人体进食的水谷通过口腔、食管下传到脾胃，脾胃对水谷进行转输、消化、吸收，将其转变为濡养脏腑的营养物质。脾胃虚弱的患者消化系统的功能减退，不能充分摄取营养物质来化生气血，全身出现虚弱的症状，具体到舌就呈现出舌淡白而嫩，苔薄白或少。

治疗小妙招

★药食并治

（1）可选用附子理中丸。

（2）焦白术 200 克、茯苓 200 克、陈皮 30 克，研粉，温开水送服，每次 5 ～ 10 克，每日 2 次；莲子 30 克、山药 30 克、红枣 30 克、陈皮 10 克、糯米 100 克，煮粥食用；炒白术 30 克、山药 30 克、生姜 15 克、鲫鱼 1 条，炖汤，汤成后加入葱花，喝汤吃鱼。

★穴位疗法

（1）耳穴取脾、胃、大肠，以王不留行籽贴压。

（2）艾灸取关元、神阙、天枢、脾俞、肾俞。

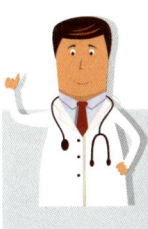

专家养生建议

★饮食

（1）宜食大米、小米、黄豆、麦类、花生、白扁豆、山药、苹果、荔枝、龙眼、榴莲、红枣、土豆、蘑菇、鲫鱼、泥鳅、黄鳝、鳗鱼、番鸭、乳鸽、鹌鹑、羊肉、鸡肉、牛肉。宜饮红茶、咖啡。

（2）应少食冷饮、冷食，如冰棒、雪糕、冰镇啤酒、绿茶、莲藕、黄瓜、白萝卜、豆芽、西瓜、梨、杨桃等。

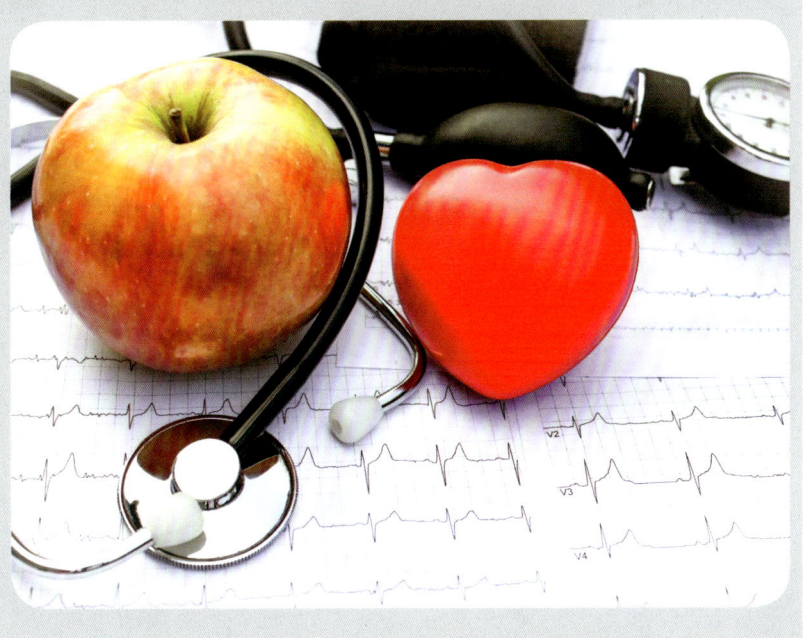

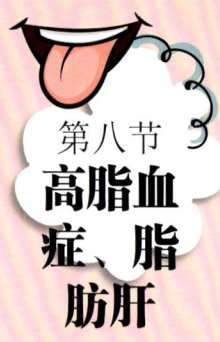

第八节 高脂血症、脂肪肝

高脂血症是指血脂水平过高，具体指血浆总胆固醇、甘油三酯、极低密度脂蛋白、低密度脂蛋白升高，而高密度脂蛋白则降低。脂肪肝，是指由于各种原因引起的肝细胞内脂肪堆积过多的病变。中医认为，高脂血症、脂肪肝的病因病机有包括过食肥腻之品，则会酿生痰浊膏脂；脾虚不能运化水湿，则湿聚而生痰浊；肾虚不能主水，则津液的代谢失常而停聚生痰。痰浊膏脂为稠浊之物，易阻碍血行导致血瘀。现代医学认为，高脂血症有原发性和继发性两类，原发性高脂血症与遗传因素有关，而继发性高脂血症多发生于代谢紊乱性疾病，脂肪肝的病因有长期饮酒、过食高脂饮食、肥胖、糖尿病、肝炎等。

痰瘀互结证——胸闷，痰多，面唇紫暗

常见表现

形体肥胖，满面油光，胸闷，痰多，腹部膨隆，口唇紫，舌紫暗，或有瘀斑瘀点，或有舌下络脉瘀紫怒张，苔厚腻，脉涩。

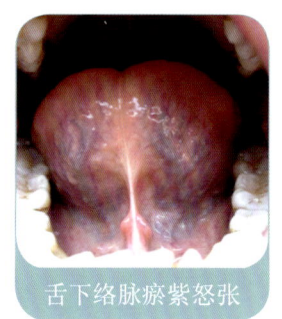

舌下络脉瘀紫怒张

专家快速诊断

★ 为什么痰瘀互结的高脂血症、脂肪肝患者会出现上述舌象

高脂血症、脂肪肝的患者多有嗜食大鱼大肉等油腻食物的习惯，摄取的能量过高，多余的能量便会以脂肪的形式储存在体内，蓄积不化，日久化生痰浊，阻碍气血的正常运行，出现瘀滞的征象。舌象作为反映人体脏腑的一面镜子，因此便会出现紫暗舌，舌有瘀斑瘀点或舌下络脉瘀紫怒张。

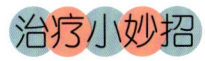

★ 药食并治

（1）可以选用降脂化瘀片、绞股蓝总苷片、银杏叶片、大山楂丸、三七总甙片等。

（2）生山楂 30 克、制何首乌 30 克、三七片 10 克，水煎代茶饮；冬瓜、海带适量，炖汤食用。

★ 穴位疗法

（1）耳穴取肺、脾、胃、心、内分泌，以王不留行籽贴压。

（2）在背部行走罐或留罐法。在大椎行刺血拔罐法。

（3）揉按气海、关元、阴陵泉、足三里、三阴交。

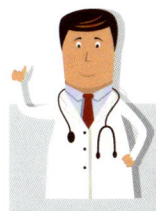

专家养生建议

★ 饮食

（1）饮食总的原则是控制动物脂肪的摄入。适宜的食物有谷物、豆类如大米、小麦、玉米、荞麦、燕麦、黄豆、绿豆；蔬菜类如豌豆苗、油菜、芥菜、黄瓜、茄子、洋葱、大蒜、生姜、辣椒、萝卜、南瓜、芦笋、竹笋、黑木耳、香菇、平菇、豆芽、海带、紫菜、蒟蒻；水果类如猕猴桃、刺梨、橘子、山楂、

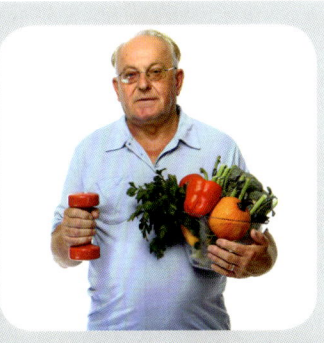

生大枣、苹果；动物食品类如兔肉、鸽肉、鲫鱼、鲤鱼、青鱼、黄鳝、泥鳅、蚌肉、甲鱼、海参、淡菜、瘦猪肉、牛肉；蛋、乳、油脂类如鸡蛋、牛奶、花生油、橄榄油、玉米油、麻油；饮料类如乌龙茶、沱茶、绿茶。高脂血症患者可适量饮用葡萄酒以促进血液循环。

（2）忌食或少食的食物有动物骨髓、动物内脏、肥肉、动物脂肪、鸭蛋、鹅蛋、鹌鹑蛋、蟹黄、虾、鳗鱼。

★ 运动

适度的体育锻炼可以促进血液循环，可以缓解高脂血症引起的血液黏度增高。

常见表现

　　面色苍白或萎黄，疲乏倦怠，四肢无力，肌肉松软，大便稀软，或面部、下肢水肿，舌淡白或嫩，苔白或腻，边有齿痕，脉虚或弱。

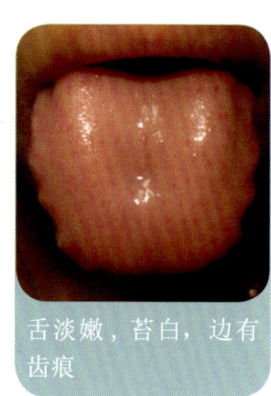

舌淡嫩，苔白，边有齿痕

专家快速诊断

★为什么脾虚多痰的高脂血症、脂肪肝患者会出现上述舌象

　　这类患者多因脾虚而不能正常地运化水谷、水液，没有足够的营养物质向上输布营养舌体，就会出现舌淡白而嫩，苔白。体内水液不化，充斥于舌体则舌体多胖大，或有苔腻，且和牙齿密切接触便会出现齿痕。

治疗小妙招

★药食并治

　　（1）可选用参苓白术散、补中益气丸、理中丸等。

　　（2）生白术 30 克、茯苓 30 克、陈皮 20 克，水煎代茶饮；茯苓 50 克、山药 50 克、泽泻 50 克、玉米 100 克，研粉，作羹食用。

★穴位疗法

（1）耳穴取肺、脾、胃，以王不留行籽贴压。

（2）在背部行走罐或留罐法。

（3）揉按气海、关元、阴陵泉、足三里、三阴交。

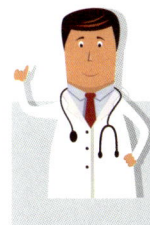

专家养生建议

★饮食

（1）宜食大米、小米、黄豆、麦类、花生、白扁豆、山药、苹果、荔枝、龙眼、榴莲、红枣、土豆、蘑菇、鲫鱼、泥鳅、黄鳝、鳗鱼、番鸭、乳鸽、鹌鹑、羊肉、鸡肉、牛肉。宜饮红茶、咖啡。

（2）应少食冷饮、冷食，如冰棒、雪糕、冰镇啤酒、绿茶、莲藕、黄瓜、白萝卜、豆芽、西瓜、梨、杨桃等。

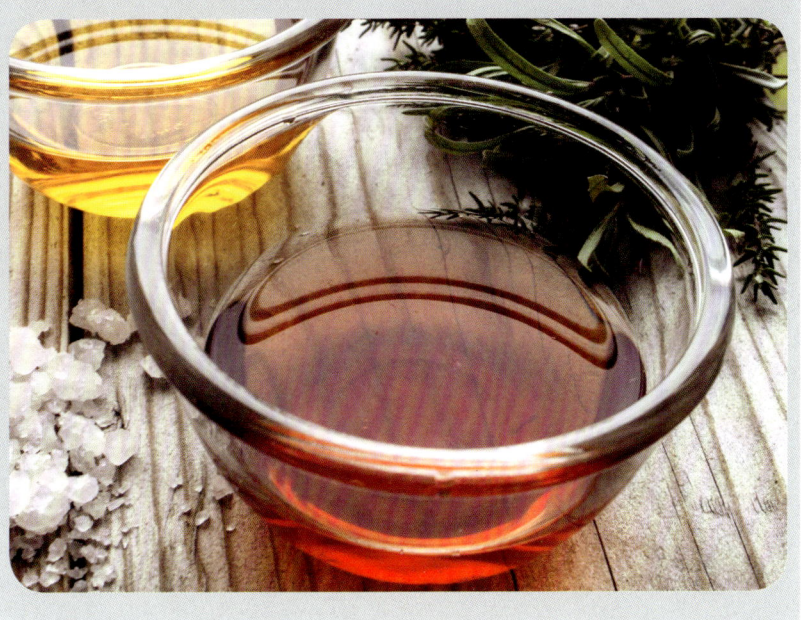

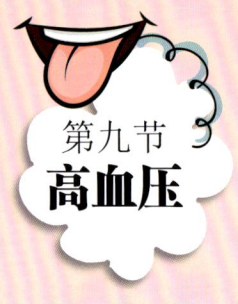

第九节
高血压

　　高血压定义为收缩压 ≥ 140mmHg 和（或）舒张压 ≥ 90mmHg，由于血压的波动性，至少 2 次、非同日、静息状态下的血压升高，才能诊断为高血压病。中医没有"高血压"的病名，高血压可归属于中医"眩晕""头痛"等疾病的范畴。中医认为，肾阴亏虚，水不涵木，致肝阳上亢；或长期精神紧张，诱使肝气上逆，这些都会导致高血压的相关症状。现代医学认为，高血压有原发性高血压病和继发性高血压两类。原发性高血压病的发病与精神神经因素、内分泌因素、遗传因素等有关；继发性高血压是指由某些确定的疾病或病因引起的血压升高，约占所有高血压的 5%。

肝气上逆证——头晕，口苦，急躁易怒

常见表现

　　面红目赤，急躁易怒，口苦，头晕，头胀痛，情绪激动或发怒后加重，或眼睛有胀满感，或有头重脚轻感，心烦，失眠，舌淡红或红，苔薄白或黄，脉浮弦，以左寸关脉尤为明显。

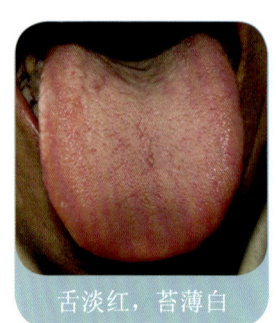

舌淡红，苔薄白

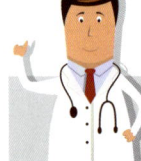

专家快速诊断

★ 为什么肝气上逆的高血压患者会出现上述舌象

　　血液在血管中运行，对血管壁不停产生侧压力而形成血压。肝气上逆的高血压患者多激动易怒，情绪难以平复，进一步加剧了血压的升高，同时产生阳热的证候，因此表现在舌面上就是舌淡红或红，苔薄白或黄。

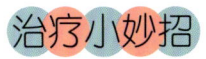
治疗小妙招

★ 药食并治

（1）米醋（陈酿者更佳），饮用，每次 20 ~ 30 毫升，每日 1 次；天麻 50 克，炖鸡、鸭或排骨汤，吃肉喝汤。

（2）草决明 20 克（微火炒）、生山楂 30 克（切片）、菊花 10 克，泡茶饮用。

★ 穴位疗法

（1）耳穴取神门、心、肝、缘中，以王不留行籽贴压。

（2）在背部行走罐或留罐法。在大椎行刺血拔罐法。

（3）揉按百会、风池、大椎、太阳、印堂、合谷、内关、太冲。

（4）在耳尖、耳背沟、太阳点刺放血。

专家养生建议

★ 饮食

（1）饮食以素食为主，宜多食黄花菜、芹菜、茼蒿、罗勒、西红柿、葱、大蒜、荞头、刀豆、豌豆、豆腐、绿豆、绿豆芽、苦瓜、地瓜、冬瓜、黄瓜、西瓜、苦笋、莲藕、空心菜、苋菜、

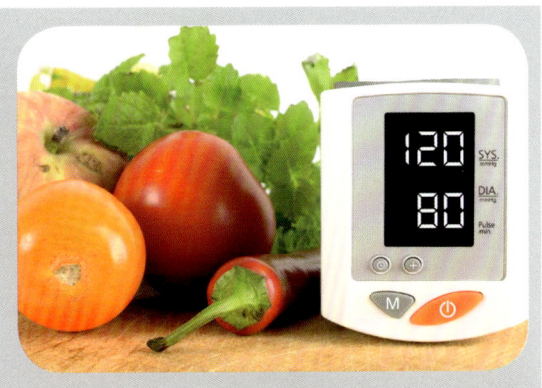

白菜、茭白、香蕉、枇杷、火龙果、梨、贝类、螃蟹、猪小肠、猪小肚、芝麻油。宜饮绿茶、苦丁茶、凉茶。可食龟苓膏、仙草蜜。

（2）不宜食或少食羊肉、狗肉、鹿肉、公鸡肉、鸽子、鹌鹑、番鸭、虾、龙眼、荔枝、榴莲、红枣、辣椒、韭菜、花椒、胡椒、生姜、大蒜。不宜食煎炸食品、烧烤食品、肥腻食品、火锅、方便面。不宜饮酒。

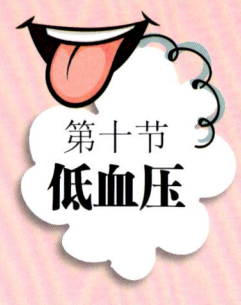

第十节 低血压

低血压定义为体循环动脉压力低于正常的状态，上肢动脉血压 < 90/60mmHg。低血压，属于中医"眩晕""虚劳"等疾病的范畴。中医认为，中气下陷（脾胃之气下陷），清阳不升，不能荣养头部；肾阴亏虚，水不涵木，肝阳上亢；或长期精神紧张，诱使肝气上逆，这些都会导致低血压的相关症状。现代医学认为，低血压分原发性低血压和继发性低血压两类。原发性低血压多因体质太弱所致，继发性低血压可由大出血、严重的创伤、感染、过敏、急性心肌梗死等疾病引起。原发性低血压，如无临床症状，则无需治疗。

中气下陷证——疲乏倦怠，头晕气短

常见表现

头晕，眼花，疲乏倦怠，四肢无力，气短，易出汗，以上症状活动后加剧，或食欲不佳，或大便稀溏，面色苍白或萎黄，舌淡白，苔白，脉弱或虚。

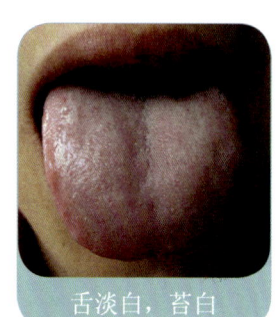

舌淡白，苔白

专家快速诊断

★ 为什么中气下陷的低血压患者会出现上述舌象

这类患者多因久病消耗而导致身体虚弱，脾胃运化水谷的功能难以发挥，体内的气血津液等营养物质严重不足，难以上呈舌面滋养舌体，日久便会形成舌淡白，苔白。

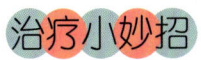

★ 药食并治

西洋参、红参或高丽参适量，切片泡水饮用；生晒参 15 克（或党参 50 克）、炙黄芪 50 克，水煎饮，或炖鸡、鸭或排骨汤食用。

★ 穴位疗法

（1）耳穴取脾、胃、缘中、内分泌，以王不留行籽贴压。

（2）揉按或艾灸百会、印堂、气海、关元、神阙、阴陵泉、足三里、内关。

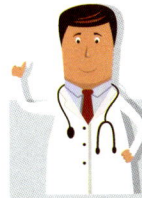

专家养生建议

★ 饮食

（1）宜食大米、小米、黄豆、麦类、花生、白扁豆、山药、苹果、荔枝、龙眼、榴莲、红枣、土豆、蘑菇、鲫鱼、泥鳅、黄鳝、鳗鱼、番鸭、乳鸽、鹌鹑、羊肉、鸡肉、牛肉。宜饮红茶、咖啡。

（2）应少食冷饮、冷食，如冰棒、雪糕、冰镇啤酒、绿茶、莲藕、黄瓜、白萝卜、豆芽、西瓜、梨、杨桃等。

★ 睡眠

保证充足的睡眠，应在夜晚 11 时前入睡，睡到自然醒。夏季宜午休。

★ 运动

宜舒缓的运动，如太极拳、慢跑、静气功。不宜剧烈运动或负荷量大的运动，如跳绳、举重、足球、排球、网球、游泳等。

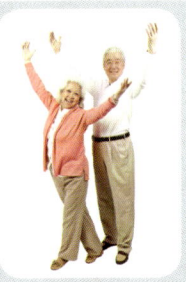

★ 情志

应保持心情开朗、积极，多与人交流。

肝气上逆证——急躁易怒，两胁疼痛

常见表现

　　头昏胀痛，两侧为重，情绪激动时或发怒后加重，或有眼睛胀满感，心烦，失眠，急躁易怒，口苦，面红目赤，或兼胁痛，舌淡红或红，苔薄白或黄，脉浮弦，以左寸关脉尤为明显。

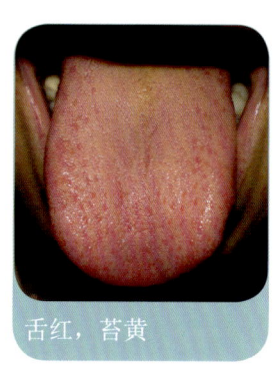

舌红，苔黄

专家快速诊断

★为什么肝气上逆的低血压患者会出现上述舌象

　　这种情况多见于中年女性，平素情绪易激动，引起肝阳上亢于头面部和肝气上逆扰于心神，体内邪热炽盛，消耗体内精血、津液等阴津，表现在舌面上就是舌淡红或红，苔薄白而黄。

治疗小妙招

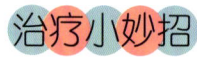

★药食并治

　　天麻 30 克、怀牛膝 50 克，炖鸭或甲鱼汤，吃肉喝汤；夏枯草 30 克、钩藤 30 克、菊花 15 克，水煎 20 分钟后代茶饮。

★穴位疗法

（1）耳穴取神门、心、肝、缘中，以王不留行籽贴压。

（2）艾灸百会、气海、关元、神阙；揉按百会、风池、太阳、印堂、内关、太冲。

专家养生建议

★饮食

（1）饮食以素食为主，宜多食黄花菜、芹菜、茼蒿、罗勒、西红柿、葱、大蒜、荞头、刀豆、豌豆、豆腐、绿豆、绿豆芽、苦瓜、地瓜、冬瓜、黄瓜、西瓜、苦笋、莲藕、空心菜、苋菜、白菜、茭白、香蕉、枇杷、火龙果、梨、贝类、螃蟹、猪小肠、猪小肚、芝麻油。宜饮绿茶、苦丁茶、凉茶。可食龟苓膏、仙草蜜。

（2）不宜食或少食羊肉、狗肉、鹿肉、公鸡肉、鸽子、鹌鹑、番鸭、虾、龙眼、荔枝、榴莲、红枣、辣椒、韭菜、花椒、胡椒、生姜、大蒜。不宜食煎炸食品、烧烤食品、肥腻食品、火锅、方便面。不宜饮酒。

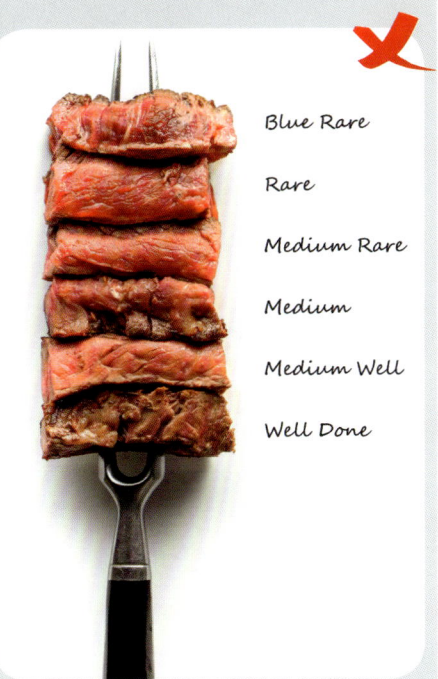

Blue Rare

Rare

Medium Rare

Medium

Medium Well

Well Done

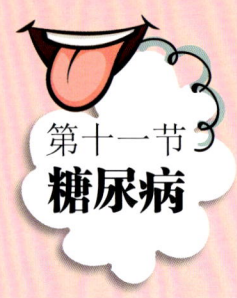

第十一节 糖尿病

糖尿病是一组由于胰岛素分泌缺陷和（或）胰岛素作用障碍所致的以高血糖为特征的代谢性疾病。糖尿病，一般归属于中医"消渴"的范畴。中医认为，先天禀赋不足、长期过食肥腻之品、情志失调、劳欲过度，均可导致阴津亏损、燥热偏胜，发为消渴。

脾肾亏虚证——疲乏倦怠，腰酸膝软

常见表现

面色苍白或萎黄，肌肉松软，或有面目肌肤水肿，易疲乏，四肢乏力，食欲旺盛，口渴，小便频多，或夜尿多，腰酸膝软，或有头晕，耳鸣，舌淡白而嫩，苔白，或边有齿痕，脉弱或虚。

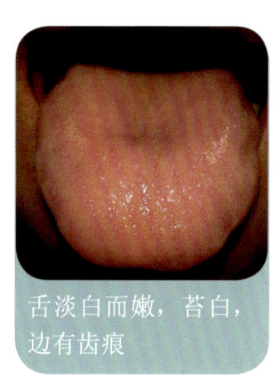

舌淡白而嫩，苔白，边有齿痕

专家快速诊断

★为什么脾肾亏虚的糖尿病患者会出现上述舌象

中医理论认为，肾为人体先天之本，脾为人体后天之本，对人体都是极为重要的。脾肾亏虚的患者先天、后天皆不足，体内的气血津液等营养物质匮乏，不能上传到舌面便出现了舌淡白而嫩，苔白。脾脏主运化水液，脾脏虚弱则体内的水液不化，造成舌体胖大，被牙齿压迫形成齿痕。

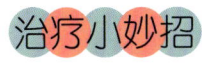

★药食并治

山药 100 克（若用鲜山药则需酌情加量），炖排骨、猪肚或羊肉，吃肉喝汤；山药 500 克、芡实 500 克、扁豆 500 克，研粉，作羹食用；生黄芪 50 克、枸杞 50 克，炖鸡或鸭汤，吃肉喝汤。

★穴位疗法

（1）耳穴取肺、脾、胃、肾、内分泌，以王不留行籽贴压。

（2）揉按或艾灸肾俞、神阙、气海、关元、阴陵泉、足三里、三阴交、太溪。

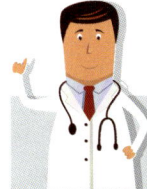

专家养生建议

★饮食

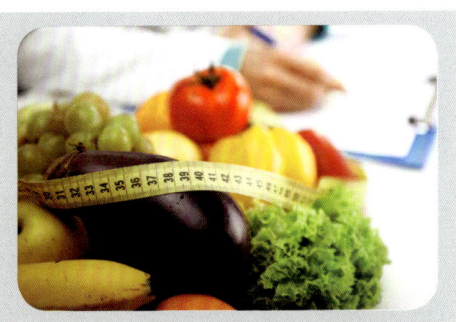

（1）宜食大米、小米、黄豆、麦类、花生、白扁豆、山药、苹果、荔枝、龙眼、榴莲、红枣、土豆、蘑菇、鲫鱼、泥鳅、黄鳝、鳗鱼、番鸭、乳鸽、鹌鹑、羊肉、鸡肉、牛肉。宜多食核桃、淮山药、芡实、莲子、松子、板栗、豇豆、黑豆、芝麻、荠菜、韭菜、蜂王浆、骨髓、猪肾、海蛎、鳗鱼、虾、鲈鱼、甲鱼、燕窝、枸杞、灵芝、海参、海马、土龙、虎尾轮等。宜饮发酵与半发酵类茶，如普洱茶、大红袍等。

（2）应少食冷饮、冷食，如冰棒、雪糕、冰镇啤酒、绿茶、莲藕、黄瓜、白萝卜、豆芽、西瓜、梨、杨桃等。

★运动

宜舒缓的运动，避免过度劳累。可进行太极拳、静气功、瑜伽、慢跑，练习蹲马步有很好的强腰健肾作用。

★性生活

性生活应当节制，以防更伤肾精。

湿热内蕴证——口中黏腻，排便不爽

常见表现

腹部胀满，口中黏腻，满面油光，食欲旺盛，口渴，大便黏腻或排便不爽，小便黄而频数，肢体困重，舌红或淡红，苔黄腻，脉濡或滑。

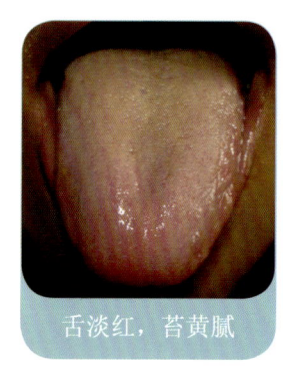

舌淡红，苔黄腻

专家快速诊断

★为什么湿热内蕴的糖尿病患者会出现上述舌象

这种类型的糖尿病患者多喜欢吃辛辣、刺激、油腻的食物，长此以往饮食蓄积在体内，进一步化热入里，故多见舌淡红或红。湿热邪气上蒸，沉积在舌面，便表现为黄腻苔。

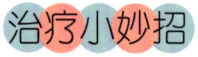

★药食并治

绿豆 50 克、薏苡仁 50 克、陈皮 10 克，炖鸭汤，吃肉喝汤；苦瓜适量，炖排骨汤，吃肉喝汤；绿豆 30 克、赤小豆 30 克、大米 100 克，煮粥食用。

★穴位疗法

（1）耳穴取肺、脾、胃、肾、内分泌，以王不留行籽贴压。

（2）在背部行走罐或留罐法。在大椎行刺血拔罐法。

（3）揉按天枢、气海、关元、阴陵泉、足三里、三阴交。

专家养生建议

★饮食

（1）总的原则是控制糖的摄入量，多食蔬菜，控制米饭或面粉类食物的摄入量。谷物、豆类以粗粮为宜，如小米、高粱、大麦、荞麦、玉米、花生、黄豆、黑豆、青豆、南瓜和山药，尤其

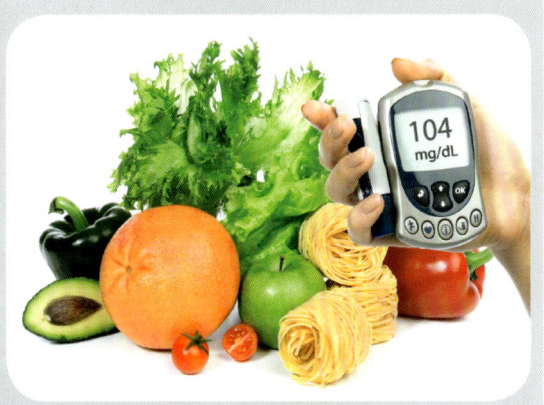

是南瓜和山药，对糖尿病的治疗很有帮助。大多数蔬菜都可食用，尤其是苦瓜有一定的降糖作用。畜禽海鲜类首推鳝鱼、甲鱼、鲤鱼、鲫鱼、泥鳅、海参、兔肉、猪肉。饮料类可选用槐花茶、桑叶茶、红茶、绿茶、少量葡萄酒和啤酒。

（2）禁食含糖过高的甜食、高脂肪、高胆固醇的食物，少食油炸食物。水果、干果一般不宜食用。如果病情较轻、控制较好者，可以酌情食用一些含糖量在10%以下的水果和干果，再观察食后尿糖水平，必要时可减少一些主食。忌食燥热助火的食物，如爆米花、锅巴，也不宜食甘薯。禁饮含糖类饮料，包括各种汽水。阴虚燥热型糖尿病患者不宜食用花椒、胡椒、肉桂、茴香、芥末、丁香等温热性燥的调味品。另外，火锅、方便面及各种辛辣刺激、烧炸油煎之品也不宜食用。

★运动

可以参加适度的运动。1型糖尿病患者不宜做中等强度以上的体育锻炼，2型糖尿病患者在进行中等强度以上的体育锻炼以前，应注意饮食，增加少许食物以避免发生低血糖。

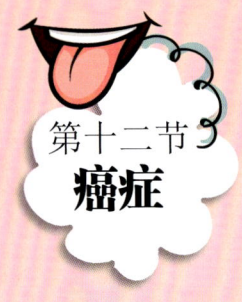

第十二节
癌症

癌症，是多种恶性肿瘤的总称，以脏腑组织发生异常增生为基本特征。中医认为，六淫邪毒、七情内伤、饮食失调等因素，导致人体正气内虚，气滞、血瘀、痰结、湿聚、热毒等相互聚结，日久而成有形之肿块。现代医学认为，癌症是机体在化学因素、物理因素、微生物因素、遗传因素、内分泌失衡、免疫功能紊乱等各种致癌物质、致癌因素的作用下导致身体正常细胞发生癌变的结果。

气滞血瘀痰凝证——面色晦暗，局部肿块

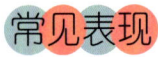

肿块逐渐增大，表面高低不平，质地坚硬，时有疼痛，面色晦暗，口唇紫，舌紫，或有瘀斑瘀点，舌下络脉瘀紫，苔厚腻，脉实有力。

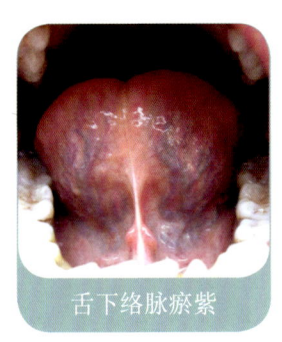

舌下络脉瘀紫

专家快速诊断

★为什么气滞血瘀痰凝的癌症患者会出现上述舌象

癌症患者多由于痰饮、热毒、瘀血过多地蓄积于脏腑经络，经络的气血运行发生问题，出现气机阻滞和瘀血内阻。人体的脏腑气血、津液都上行于舌，舌面的经络由于瘀血的阻滞难以顺畅地运行气血，逐渐出现舌质青紫，或伴有瘀斑瘀点，或舌下络脉瘀紫怒张等经络瘀阻的征象。痰湿性质属阴，若无阳气运化，痰湿等邪气蕴积于体内，上蒸于舌面就会出现厚腻的舌苔。

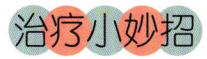

★**药食并治**

（1）可选用中药三七粉。

（2）薏苡仁50克、大米100克，煮粥食用。

★**穴位疗法**

（1）耳穴取神门、肝、肺、脾、胃、肾、内分泌，以王不留行籽贴压。

（2）在背部行走罐或留罐法。在大椎行刺血拔罐法。

（3）揉按合谷、内关、三阴交、太冲、气海、关元、阴陵泉、足三里。

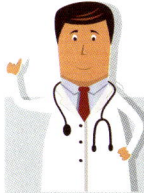

专家养生建议

★**饮食**

（1）宜多食具有疏肝解郁功能的食品，如玫瑰花、莲藕、罗勒、薄荷、丝瓜等。

（2）不宜多食肥甘厚味的食物，即少食荤食，多食素菜，宜多食芋头、蒟蒻、海蜇、海带、大蒜、木耳、芦笋等食物。

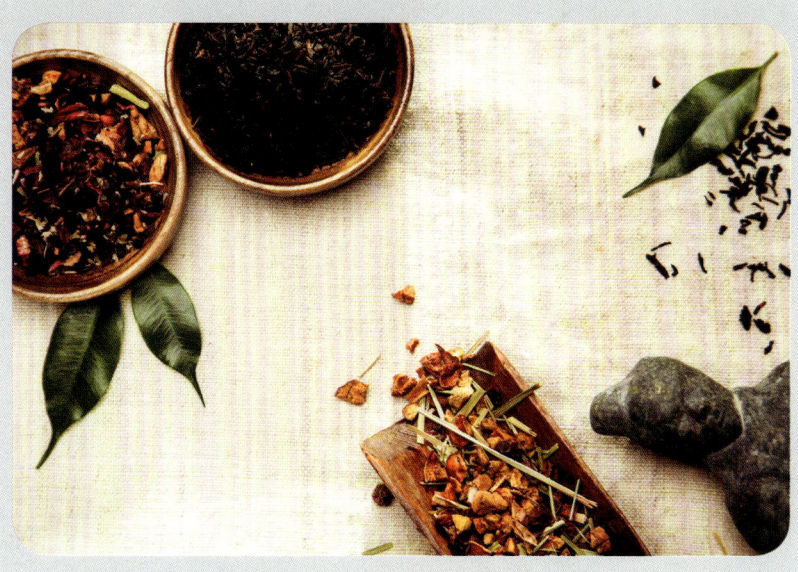

脾虚生痰证——疲乏倦怠，局部肿块

　　肿块坚硬、表面高低不平，面色苍白或萎黄，疲乏倦怠，四肢无力，食欲欠佳，大便稀软，或面部、下肢水肿，或形体消瘦，舌淡白，或淡白而嫩，苔白腻，边有齿痕，脉虚或弱。

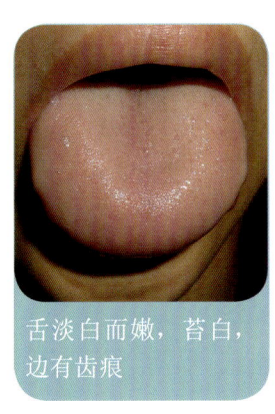

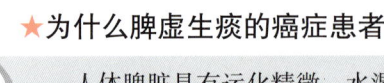
舌淡白而嫩，苔白，边有齿痕

专家快速诊断

★为什么脾虚生痰的癌症患者会出现上述舌象

　　人体脾脏具有运化精微、水湿的功能，当脾脏虚弱的时候不能正常地完成运化体内水湿的任务，水湿邪气上泛于舌面并瘀阻于舌体，使舌体胖大填满口腔，长时间受牙齿的挤压逐渐形成舌边的齿痕。长时间的水湿不化又容易聚湿成痰，痰为阴邪，损伤人体阳气，因此反映在舌象上就是舌质淡白或淡白而嫩，苔白腻。

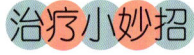治疗小妙招

★药食并治

　　茯苓 30 克、生白术 30 克、陈皮 15 克，水煎代茶饮；茯苓 200 克、山药 200 克、大米 200 克，研粉，作羹食用。

★穴位疗法

（1）耳穴取肝、肺、脾、胃、肾，以王不留行籽贴压。

（2）在背部行走罐或留罐法。

（3）揉按气海、关元、阴陵泉、足三里、三阴交、合谷、太冲。

专家养生建议

★饮食

（1）饮食应当清淡，但是应多食理气的食物，如陈皮、生姜、胡椒。

（2）此型患者最忌肥甘厚味和凉性的饮食，特别不可多食鱼肉和冷饮。

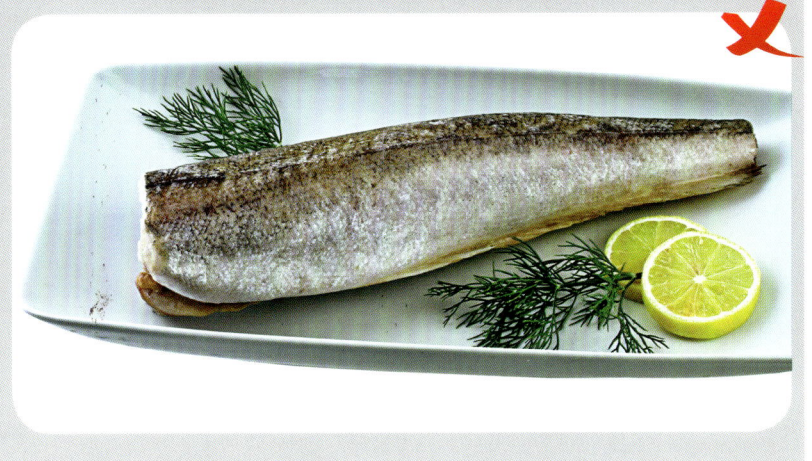

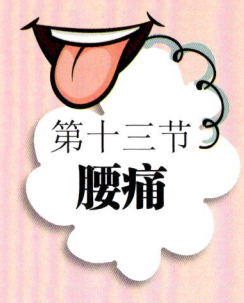

第十三节 腰痛

腰痛是以腰部一侧或两侧疼痛为主要症状的一种病症。中医认为，导致腰痛的原因有很多，如外感风、寒、湿、热邪凝滞经络；外伤或脏腑内伤，瘀血阻络；"腰为肾之府"，肾虚不能濡养腰部。现代医学认为，肾脏疾病、尿路结石、风湿病、腰肌劳损、腰椎间盘突出症、脊椎及脊髓疾病、妇科盆腔疾病都可能出现腰痛。

湿邪阻络证——肢体困重，动后痛减

常见表现

腰部酸痛，天气变化时加重，睡觉后加重，活动后减轻，舌苔腻，寒湿者舌苔白腻，湿热者舌苔黄腻。

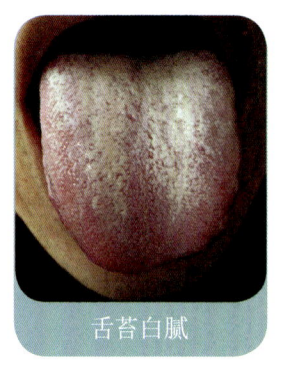
舌苔白腻

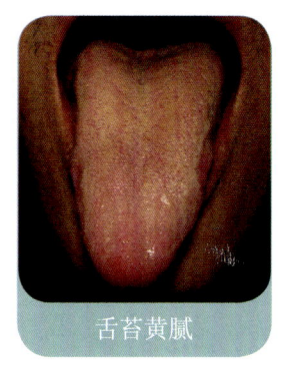
舌苔黄腻

专家快速诊断

★ 为什么湿邪阻络证的腰痛患者会出现上述舌象

湿邪性质属于阴邪，具有重浊、黏腻的特点，它能阻滞气的运动，妨碍脾的运化。湿邪既可以与寒邪结合形成寒湿邪气，又可以与热邪结合形成湿热邪气。由于寒和热属于两种性质完全相反的病邪，所以在寒湿邪气和湿热邪气影响下的舌苔也就不同，寒湿邪气舌象表现为舌苔白腻，湿热邪气舌象表现为舌苔黄腻。

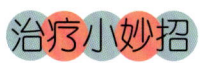

★药食并治

（1）寒湿腰痛（舌苔白腻）者，独活15克、桂枝10克、威灵仙20克、徐长卿30克、桑寄生30克、生白术30克、炒杜仲20克、怀牛膝30克、川续断20克、苏木15克，用白酒1000毫升浸泡后饮用，每次10~20毫升，每日1~2次。

（2）湿热腰痛（舌苔黄腻）者，薏苡仁50克、赤小豆30克、大米100克，熬粥食用；薏苡仁30克、土茯苓30克，炖猪大骨汤食用（喝汤时，汤面上的油要去掉）。另外，宜多食豆芽、莲藕、冬瓜等。

★穴位疗法

（1）耳穴取神门、肾，以王不留行籽贴压。
（2）在腰部行留罐法。
（3）揉按或艾灸肾俞、腰部痛点。

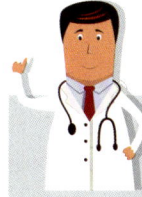

专家养生建议

★运动

运动出汗是除湿气的好办法。每日坚持适量的运动，对身体是非常有益的。运动可以舒解压力，促进脏腑运行，加速湿气排出体外。

★其他

早上吃3片生姜，并摄取适量的水分。夏季不宜一直吹空调、风扇，一定要让体内的汗排出，否则体内湿气太重，到了冬季易再发病。日常生活不宜暴露在潮湿环境中，雨天减少外出，更不要穿潮

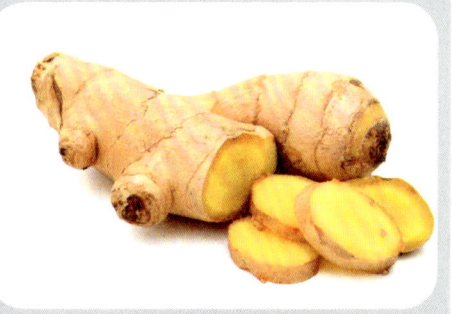

湿未干的衣物。对湿气敏感的人，不要直接睡在地板上。地面湿气重，容易入侵体内造成四肢酸痛，最好睡在与地板有一定距离的床上。

肾虚证——疲乏耳鸣，腰膝酸软

常见表现

　　腰部隐隐作痛，劳累后或性生活后加重，膝软，或有足跟痛，头晕，耳鸣，健忘，易脱发，牙齿易松动，夜尿多，性欲低下，男子遗精，阳痿，早泄，舌淡白，苔白，脉虚或弱，尤以尺脉为甚。

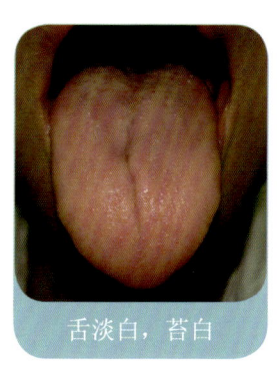

舌淡白，苔白

专家快速诊断

★为什么肾虚的腰痛患者会出现上述舌象

　　中医理论认为肾为人体先天之本，来源于父母的生殖之精对人体的生长、发育和生殖极为重要。肾气亏虚者先天多不足，体内的气血津液等营养物质匮乏，不能上传到舌面便出现了舌淡白，苔白的舌象。

治疗小妙招

★药食并治

　　（1）山茱萸 20 克、粳米 60 克，将山茱萸与粳米洗净，一同放入砂锅煮粥，待粥将成时，加入白糖适量，稍煮即可；炒杜仲 30 克、猪肾 1 对（去白筋）、盐少许，炖汤，吃肉喝汤；炒杜仲 30 克、怀牛膝 30 克、羊肉 200 克、生姜适量，炖汤，吃肉喝汤。

（2）炒杜仲 30 克、怀牛膝 30 克、川续断 30 克、桑寄生 30 克、五加皮 20 克、海马 1 对，泡白酒 1000 毫升饮用，每次 10~20 毫升，每日 1~2 次。

……籽贴压。

……揉按太溪。

……莲子、松子、板栗、豇豆、黑豆、芝麻、
……海蛎、鳗鱼、虾、鲈鱼、甲鱼、燕窝、
……虎尾轮等。宜饮发酵与半发酵类茶，

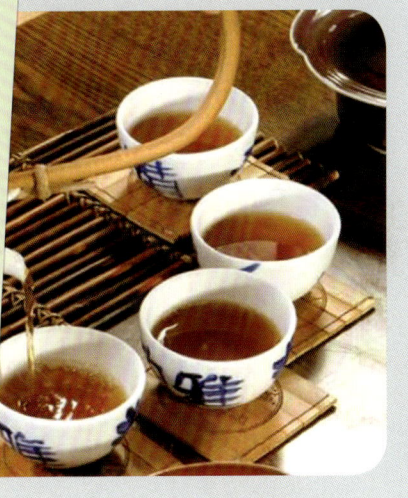

……免 11 时前入睡，不熬夜。宜午休。

……防肾精。

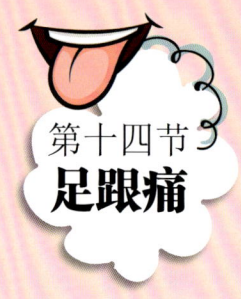

第十四节
足跟痛

足跟痛，是指足跟一侧或两侧疼痛，不红不肿，行走不便。中医认为，外感风、寒、湿邪凝滞经络，或肾虚致足跟得不到濡养，都可产生足跟痛。现代医学认为，足跟痛是由于足跟的骨质、关节、滑囊、筋膜等处病变引起的疾病，常见的有跖筋膜炎、跟骨骨刺等。

肾虚证——脱发落齿，腰膝酸软

常见表现

足跟隐痛，劳累后或活动后加重，或有腰酸、膝软，或有头晕、耳鸣，舌淡白，苔白，脉虚或弱，尤以尺脉为甚。

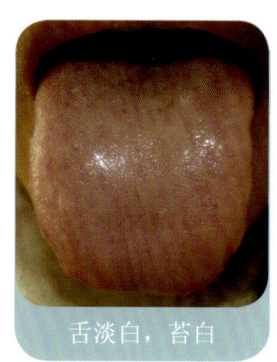

舌淡白，苔白

专家快速诊断

★为什么肾虚的足跟痛患者会出现上述舌象

肾为人体先天之本，肾阴肾阳为全身阴阳的根本，对人体的生长、发育和生殖极为重要。肾气亏虚的患者先天多不足，体内的气血津液等营养物质匮乏，不能上承到舌面便出现了舌淡白，苔白。

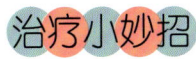

★药食并治

（1）炒杜仲 30 克、怀牛膝 30 克、鹿筋 1 条，炖汤食用；炒杜仲 30 克、木瓜 30 克，炖猪蹄、猪脊骨或羊骨食用。

（2）炒杜仲 30 克、怀牛膝 30 克、川续断 30 克、桑寄生 30 克、五加皮 20 克、海马 1 对，泡白酒 1000 毫升饮用，每次 10~20 毫升，每日 1~2 次。

★穴位疗法

（1）耳穴取神门、肾，以王不留行籽贴压。

（2）揉按或艾灸肾俞、太溪、足跟痛点。

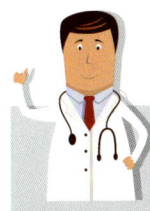

专家养生建议

★饮食

宜多食核桃、淮山药、芡实、莲子、松子、板栗、豇豆、黑豆、芝麻、荠菜、韭菜、蜂王浆、骨髓、猪肾、海蛎、鳗鱼、虾、鲈鱼、甲鱼、燕窝、枸杞、灵芝、海参、海马、土龙、虎尾轮等。宜饮发酵与半发酵类茶，如普洱茶、大红袍等。

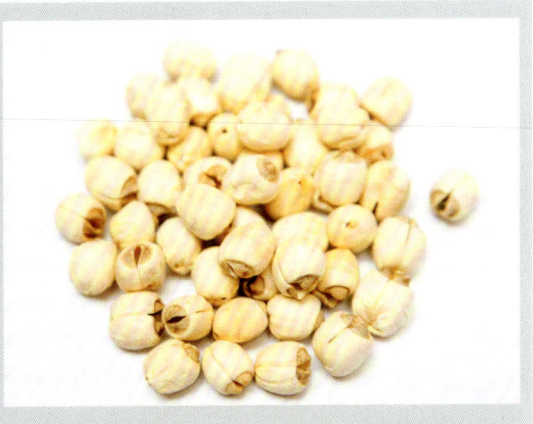

★睡眠

保证充足的睡眠，应在夜晚 11 时前入睡，不熬夜。宜午休。

★性生活

性生活应当节制，以防更伤肾精。

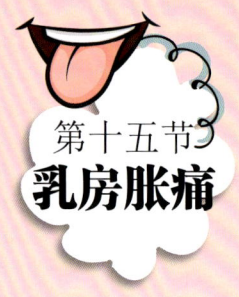

第十五节 乳房胀痛

乳房胀痛，指乳房胀闷、发硬、压痛，重者乳房受轻微震动或碰撞就会胀痛难受。中医认为，七情内伤，肝气郁滞，不通则痛，致乳房胀痛。病程日久，气滞可致血瘀、痰凝，产生乳房器质性病变。现代医学认为，乳房胀痛既可见于功能性疾病如经前期紧张综合征，也可见于器质性疾病如乳腺增生、乳腺纤维瘤、乳腺癌等。

肝气郁滞证——两胁胀痛，心烦易怒

常见表现

乳房胀闷、发硬、压痛，重者乳房受轻微震动或碰撞就会胀痛难受，月经前加重或仅在月经前出现，症状随情绪变化而波动，平日情绪低落或心烦易怒，胁肋胀痛，舌淡红，苔薄白，脉弦或弦细。

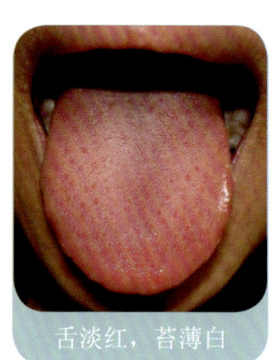

舌淡红，苔薄白

专家快速诊断

★ 为什么肝气郁滞的乳房胀痛患者会出现上述舌象

肝气郁滞的乳房胀痛多见于中年女性，常伴有精神刺激、情志抑郁，导致肝的疏泄功能失常而引起气机失调，肝内的气机郁而不舒，常因部位的不同而有不同的临床表现，但在舌象上一般无异常，仍为正常的舌淡红，苔薄白。

治疗小妙招

★ 药食并治

玫瑰花15克、香橼15克，泡茶饮用。

★ 穴位疗法

（1）耳穴取神门、肝、内分泌，以王不留行籽贴压。
（2）在背部行走罐或留罐法。
（3）揉按气海、合谷、三阴交、太冲、阳陵泉、内关。

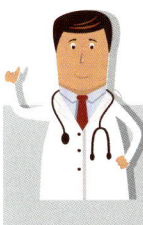

专家养生建议

★ 饮食

宜多食黄花菜、罗勒、芹菜、茼蒿、西红柿、葱、大蒜、荞头、刀豆、豌豆、甘蓝、海带、紫菜、白萝卜、金橘、柚子、橙子、山楂等。早晨可饮茶、咖啡以提神，午后避免饮茶、咖啡以免影响睡眠。可适量饮酒。

★ 睡眠

应保证充足的睡眠，在夜晚11时前入睡，不熬夜。宜午休。

★ 运动

积极参加各种运动，如篮球、网球、足球、羽毛球、乒乓球、游泳、跳绳、登山、跑步、骑车、踢毽子、舞蹈以及各种武术。太极拳、太极剑、瑜伽、静气功，对于舒缓情绪也很有帮助。

★ 情志

应保持心情乐观、开朗、活泼。多结交朋友，多参加集体活动，多与人交流，避免自我封闭状态。如有不良情绪，应及时排解，可向亲人、朋友或同学倾诉，以寻求心理上的支持与慰藉，必要时可求助于心理咨询师或心理医生。

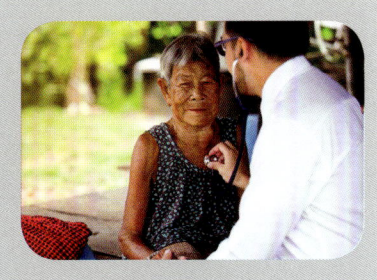

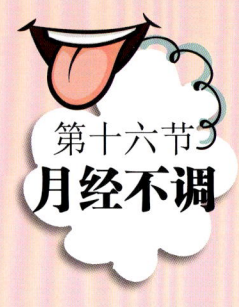

月经不调，主要指月经周期紊乱（提前或延后超过7天）、行经期的延长（超过7天）和月经量的异常（过多或过少）。中医认为，月经不调的主要病因病机包括情绪不佳，肝失疏泄，导致肝气郁滞，气滞则血行瘀滞，以致出现月经不调；先天体质虚弱，或后天不善养生，以致气血亏虚或肾精不足，则子宫失养而出现月经不调。

气滞血瘀证——经血色暗，少腹胀痛

常见表现

月经不调，情绪低落，或心烦易怒，月经前或月经期间乳房、小腹胀痛，经血色暗，或有血块，口唇紫，舌紫，或有瘀斑瘀点，或舌下络脉瘀紫，脉弦或弦细。

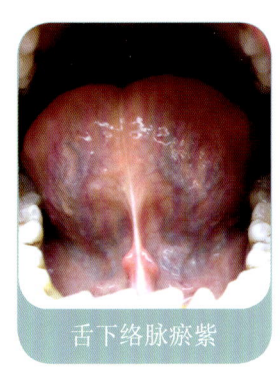

舌下络脉瘀紫

专家快速诊断

★为什么气滞血瘀的月经不调患者会出现上述舌象

人体的各部位分布着不同的经络，沿着各自的循行轨迹周而复始地循行。当某部位经络的气血运行发生问题时，就会出现气机阻滞和瘀血内阻。人体脏腑的气血、津液都上行于舌，舌面的经络由于瘀血的阻滞难以顺畅地运行气血，逐渐出现舌质青紫，或伴有瘀斑瘀点，或舌下络脉瘀紫怒张等经络瘀阻的征象。

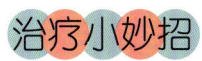治疗小妙招 ------------------------------------

★药食并治

绿萼梅 15 克、桃花 15 克，泡茶饮用；香橼 30 克、丹参 20 克，水煎饮。

★穴位疗法

（1）耳穴取神门、肝，以王不留行籽贴压。

（2）在背部行走罐或腰部留罐法。

（3）揉按或艾灸天枢、气海、关元；揉按合谷、三阴交、太冲、内关。

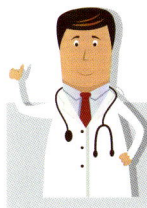

专家养生建议

★饮食

平时宜多食黄花菜、芹菜、茼蒿、罗勒、西红柿、葱、大蒜、荞头、刀豆、豌豆、甘蓝、海带、紫菜、白萝卜、柚子、橙子、金橘、山楂等。

★运动

积极参加各种运动，如篮球、网球、足球、羽毛球、乒乓球、游泳、跳绳、登山、跑步、骑车、踢毽子、舞蹈以及各种武术。太极拳、太极剑、瑜伽、静气功，对于舒缓情绪也很有帮助。

★情志

应保持心情乐观、开朗、活泼。多结交朋友，多参加集体活动，多与人交流，避免自我封闭状态。如有不良情绪，应及时排解，可向亲人、朋友或同学倾诉，以寻求心理上的支持与慰藉，必要时可求助于心理咨询师或心理医生。

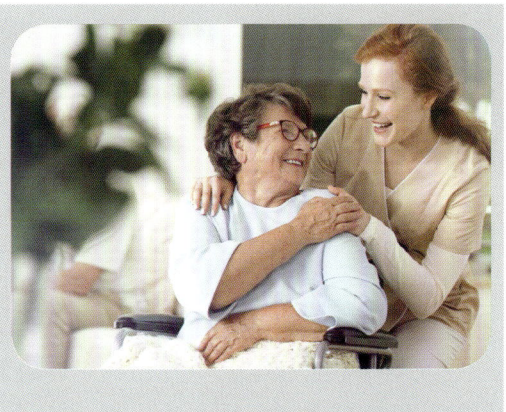

气血亏虚证——疲乏无力，面色苍白

常见表现

月经不调，头晕目眩，少气懒言，疲乏无力，面色淡白或萎黄，心悸，失眠，舌淡白而嫩，苔白，脉虚细或弱。

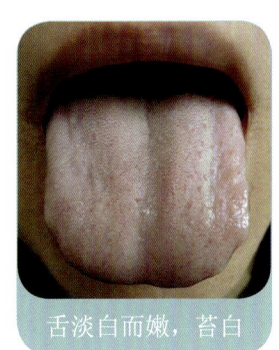

舌淡白而嫩，苔白

专家快速诊断

★**为什么气血亏虚的月经不调患者会出现上述舌象**

气血亏虚的月经不调患者多身体虚弱，没有足够的气血来濡养脏腑组织，同时也没有足够的胃气上蒸于舌面，因此舌象上表现为舌质淡白而嫩，苔白。

治疗小妙招

★**药食并治**

黄芪50克、当归50克，炖鸡、鸭或排骨汤，吃肉喝汤；党参50克、当归50克，水煎饮。

★穴位疗法

（1）耳穴取神门、肝、脾、胃，以王不留行籽贴压。

（2）揉按或艾灸百会、天枢、气海、关元、足三里、阴陵泉、三阴交、内关。

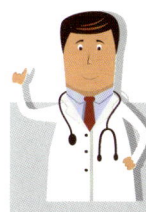

专家养生建议

★饮食

（1）宜食大米、小米、黄豆、麦类、花生、白扁豆、山药、苹果、荔枝、龙眼、榴莲、红枣、土豆、蘑菇、鲫鱼、泥鳅、黄鳝、鳗鱼、番鸭、乳鸽、鹌鹑、羊肉、鸡肉、牛肉。宜饮红茶、咖啡。

（2）应少食冷饮、冷食，如冰棒、雪糕、冰镇啤酒、绿茶、莲藕、黄瓜、白萝卜、豆芽、西瓜、梨、杨桃等。

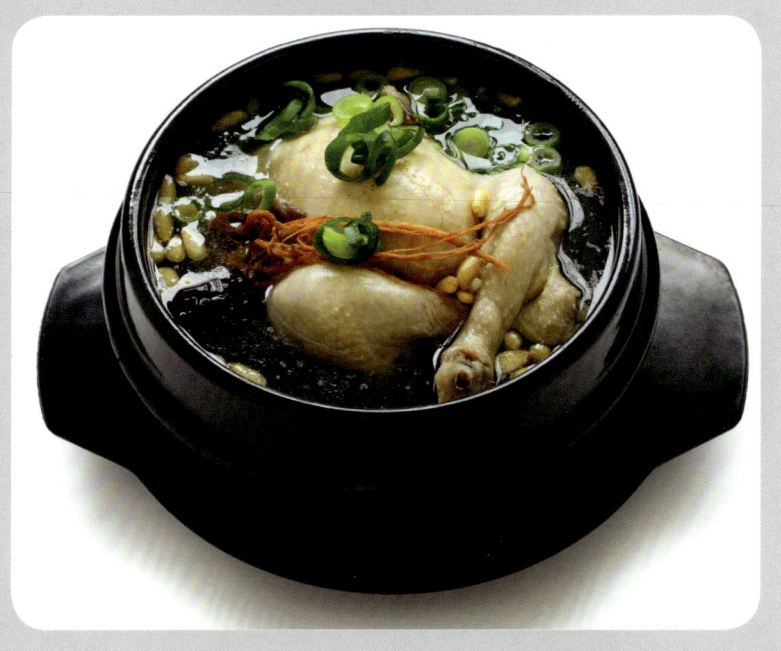

肾虚证——腰酸膝软，头晕耳鸣，夜尿多

常见表现

月经不调，腰酸膝软，头晕耳鸣，脱发或头发早白，牙齿松动，夜尿多，性功能低下，舌淡白，苔白，脉虚或弱，以尺脉为甚。

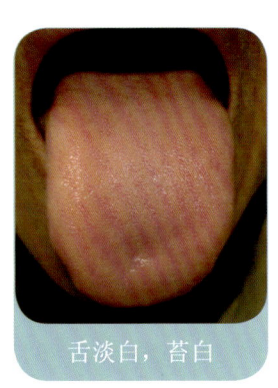
舌淡白，苔白

专家快速诊断

★为什么肾虚的月经不调患者会出现上述舌象

肾为人体先天之本，肾阳为一身阳气的根本，肾阳不足会造成全身一系列的功能减退，表现在舌象上就是舌淡白，苔白。

治疗小妙招

★药食并治

（1）熟地黄50克、枸杞30克，炖牛肉、羊肉或乌鸡汤，吃肉喝汤。

（2）制何首乌30克、枸杞20克，泡茶饮用。

★穴位疗法

（1）耳穴取神门、肝、肾，以王不留行籽贴压。

（2）在腰部行留罐法。

（3）揉按百会、肾俞、神阙、气海、关元、太溪、三阴交。

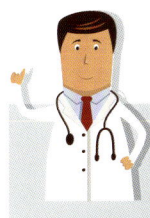

专家养生建议

★饮食

平时宜多食核桃、淮山药、芡实、莲子、松子、板栗、豇豆、黑豆、芝麻、荠菜、韭菜、蜂王浆、骨髓、猪肾、海蛎、鳗鱼、虾、鲈鱼、甲鱼、燕窝、枸杞、灵芝、海参、海马、土龙、虎尾轮、鸽子、乌鸡等。宜饮发酵与半发酵类茶，如普洱茶、大红袍等。

★睡眠

保证充足的睡眠，应在夜晚 11 时前入睡，不熬夜。宜午休。

★运动

宜舒缓的运动，避免过度劳累，可进行太极拳、静气功、瑜伽、慢跑。练习蹲马步有强腰健肾的作用。

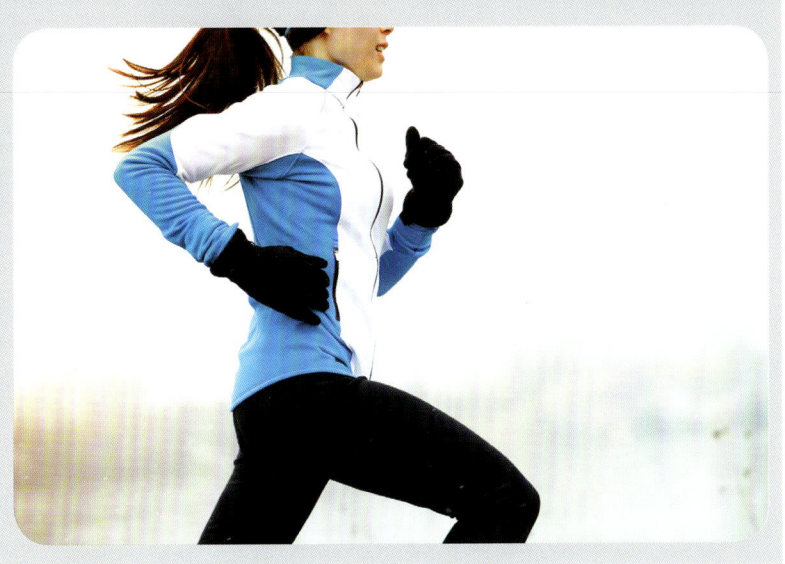

★性生活

性生活应当节制，以防更伤肾精。

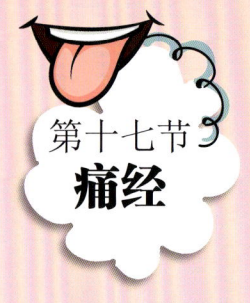

第十七节
痛经

痛经，是指月经前、月经期间或（和）月经后小腹疼痛。中医认为，痛经的病因病机有许多，如七情内伤，导致肝气郁滞，气滞则血瘀，胞络不通，不通则痛；受凉淋雨，尤其是在经期，或素体阳虚时，寒凝则血脉失却温煦而不通，不通则痛。现代医学认为，痛经可分为原发性痛经和继发性痛经。原发性痛经是周期性月经期痛，但没有器质性疾病。继发性痛经是指盆腔器质性疾病引起的痛经。

气滞血瘀证——小腹胀痛，经血色暗

常见表现

以小腹胀痛为特征，情绪低落，或心烦易怒，月经前或月经期间乳房胀痛，经血色暗，或有血块，口唇紫，舌紫，或有瘀斑瘀点，或舌下络脉瘀紫，脉弦或弦细。

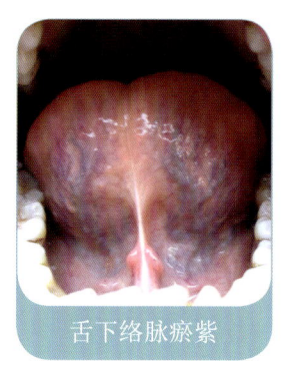

舌下络脉瘀紫

专家快速诊断

★为什么气滞血瘀的痛经患者会出现上述舌象

这类患者多见气行不畅引起血液的运行不畅，或离经之血等瘀血阻滞而影响气的运行。日久全身经络气机阻滞、瘀血内停，表现在舌面上就是舌紫，或舌面有瘀斑瘀点，或舌下络脉瘀紫。

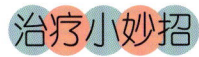

★药食并治

（1）可选用玄胡止痛片、云南白药、血府逐瘀口服液、七厘散、逍遥散。

（2）青皮 15 克、延胡索 30 克，水煎饮。

★穴位疗法

（1）耳穴取神门、肝，以王不留行籽贴压。

（2）在背部行走罐或腰部留罐法。

（3）揉按或艾灸神阙、天枢、气海、关元；揉按合谷、三阴交、太冲、内关。

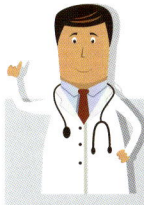

专家养生建议

★饮食

（1）平时宜食芹菜、荠菜、菠菜、葱、香菜、空心菜、白萝卜、白菜、油菜、苋菜、西红柿、洋葱、佛手、苹果、橘子、桃子。可适当饮用一些酒精度低的酒类，如黄酒、葡萄酒、米酒，以活血行气、温阳通脉。

（2）禁食生冷、寒凉的食物，如黄瓜、冬瓜、西瓜、竹笋、发菜、地耳、海藻、莲藕、猕猴桃、无花果、杨桃、柿子、柚子、梨、火龙果、草菇、螃蟹。

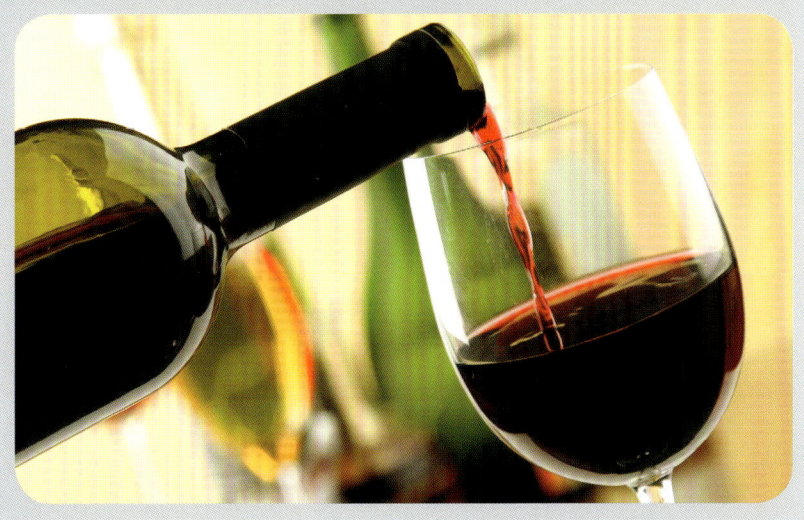

寒凝血瘀证——小腹冷痛，畏寒肢冷

经前或经期小腹冷痛拒按，得热则痛减，经血量少，经血色暗，或有血块，畏寒肢冷，面色青或白，舌淡白而暗或紫，苔白，脉沉紧。

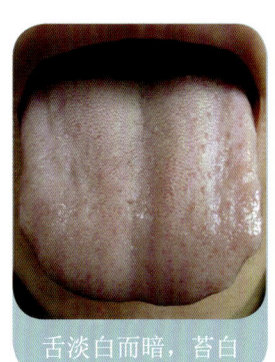

舌淡白而暗，苔白

专家快速诊断

★为什么寒凝血瘀的痛经患者会出现上述舌象

寒邪为阴邪，主收引、凝滞，阻碍气血的正常运行，容易产生瘀血等病理产物，可出现或暗或紫的舌质，寒邪伤阳，故表现在舌面上为舌淡白，苔白。

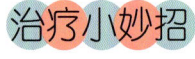 治疗小妙招

★药食并治

生姜 50 克，水煎，加入适量红糖饮用；当归 30 克、肉桂 10 克、陈皮 10 克、生姜 30 克、羊肉 250 克，作煲食用；小茴香 15 克、胡椒 10 克（打碎）、肉桂 10 克，布包，加生姜 30 克、黄酒适量，红烧牛肉、羊肉或排骨食用。

★穴位疗法

（1）耳穴取神门、肝，以王不留行籽贴压。

（2）在背部行走罐或腰部留罐法。

（3）揉按或艾灸神阙、天枢、气海、关元；揉按合谷、三阴交、太冲。

专家养生建议

★饮食

（1）平时宜食荔枝、榴莲、板栗、胡萝卜、韭菜、生姜、羊肉、狗肉、雀肉、鸽子、红糖、小茴香、花椒、辣椒、胡椒。可适当饮用一些酒精度低的酒类，如黄酒、葡萄酒、米酒，以活血行气，温阳通脉。

（2）禁食生冷、寒凉的食物，如黄瓜、冬瓜、西瓜、竹笋、发菜、地耳、海藻、莲藕、猕猴桃、无花果、杨桃、柿子、柚子、梨、火龙果、草菇、螃蟹。

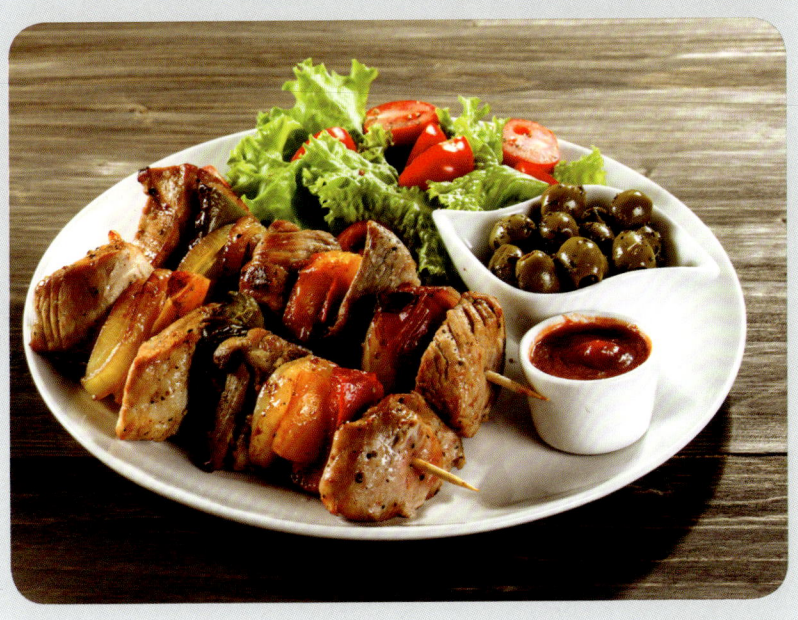

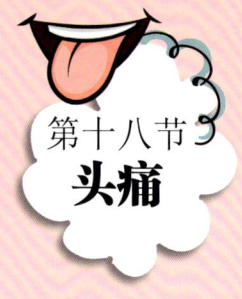

第十八节 头痛

头痛通常指局限于头颅上半部，包括眉弓、耳轮上缘和枕外隆凸连线以上部位的疼痛，包括头的前、后、偏侧部疼痛和整个头部疼痛。偏头痛仅指头偏侧部的疼痛。中医认为，导致头痛的原因很多，如外感风、寒、湿、热邪，凝滞头部经络；脏腑内伤，功能失调，如肝气上逆犯头，阳虚寒凝血瘀阻滞头部经络，肾精亏虚不能濡养头，中风风痰阻络；外伤瘀血阻络等。现代医学认为，头痛分原发性疼痛和继发性头痛。

肝气上逆证——头昏胀痛，胁痛易怒

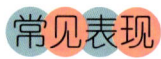常见表现

头昏胀痛，两侧为重，情绪激动或发怒后加重，或有眼睛胀满感，心烦，失眠，急躁易怒，口苦，面红目赤，或兼胁痛，舌淡红或红，苔薄白或黄，脉浮弦，以左寸关脉尤为明显。

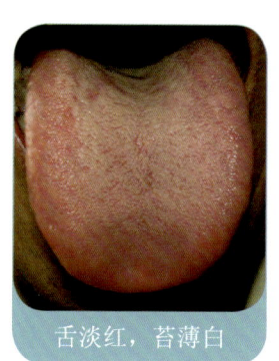

舌淡红，苔薄白

专家快速诊断

★为什么肝气上逆的头痛患者会出现上述舌象

这类患者多为中年女性，平素情绪易激动，引起肝阳上亢于头面部和肝气上逆扰于心神。气性质属阳，阳性质属热，体内邪热瘀积，反映在舌面上就是舌淡红或红，苔薄白或黄。

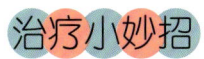

治疗小妙招

★药食并治

天麻 30 克、怀牛膝 50 克，炖鸭或甲鱼汤，吃肉喝汤；夏枯草 30 克、钩藤 30 克、菊花 15 克，水煎 20 分钟，代茶饮。

★穴位疗法

（1）耳穴取神门、肝，以王不留行籽贴压。

（2）在大椎行刺血拔罐法。

（3）揉按百会、风池、太阳、印堂、合谷、太冲、阳陵泉。

（4）在耳尖、耳背沟、太阳点刺放血。

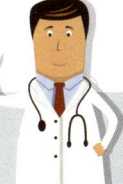

专家养生建议

★饮食

（1）饮食以素食为主，宜多食黄花菜、芹菜、茼蒿、罗勒、西红柿、葱、大蒜、荞头、刀豆、豌豆、豆腐、绿豆、绿豆芽、苦瓜、地瓜、冬瓜、黄瓜、西瓜、苦笋、莲藕、空心菜、苋菜、白菜、茭白、香蕉、枇杷、火龙果、梨、贝类、螃蟹、猪小肠、猪小肚、芝麻油。宜饮绿茶、苦丁茶、凉茶。可食龟苓膏、仙草蜜。

（2）不宜食或少食羊肉、狗肉、鹿肉、公鸡肉、鸽子、鹌鹑、番鸭、虾、龙眼、荔枝、榴莲、红枣、韭菜、辣椒、花椒、胡椒、生姜、大蒜。不宜食煎炸食品、烧烤食品、肥腻食品、火锅、方便面。不宜饮酒。

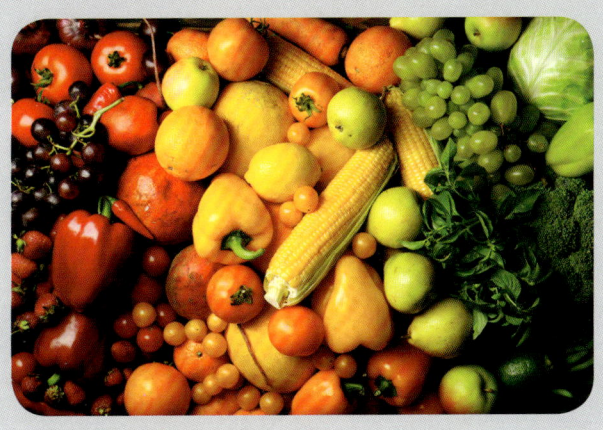

常见表现

头痛较甚，遇寒吹风后或天气变化时加重，温熨后减轻，平素怕冷，或有腰背、四肢疼痛，面色晦暗，口唇偏紫，舌淡暗或淡紫，苔白润，脉紧或弦。

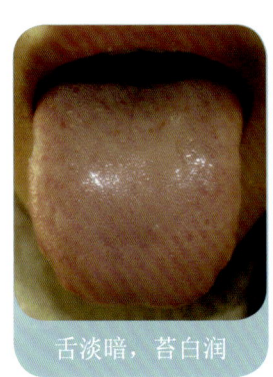

舌淡暗，苔白润

专家快速诊断

★为什么寒邪凝滞于经络之后会出现上述舌象

风寒邪气从外侵袭人体之后，既可损伤外在的肌表，又可入里直中脏腑经络，侵袭经络的寒邪由于位置较深难以祛除而易蓄积在体内。同时寒邪具有寒冷、凝结、收引的特点，容易影响气血的运行造成气滞血瘀的征象，所以在舌象上会出现舌淡暗或淡紫，苔白润。

治疗小妙招

★药食并治

（1）肉桂 10 克、当归 30 克、生姜 30 克、羊肉 100 克，煲汤，吃肉喝汤；肉桂 10 克、干姜 30 克、花椒 10 克，布包炖排骨、鸡、鸭或鸽子汤，吃肉喝汤。

（2）肉桂 30 克、当归 30 克、冰糖适量，泡白酒饮用。

★穴位疗法

（1）耳穴取神门，以王不留行籽贴压。

（2）在背部行走罐或留罐法。

（3）揉按或艾灸百会、风池、太阳、印堂；揉按合谷。

专家养生建议

★饮食

（1）宜食大米、小米、麦类、荞麦、黄豆、栗子、榛子、苹果、葡萄、樱桃、荔枝、龙眼、榴莲、红枣、菱角、韭菜、蘑菇、鲫鱼、泥鳅、黄鳝、带鱼、番鸭、乳鸽、鹌鹑、羊肉、鹿肉、鸡肉、牛肉、狗肉。宜食生姜、大蒜、葱、辣椒、花椒、胡椒、八角茴香、山柰等佐料或调味品。可适量饮用白酒、葡萄酒、黄酒。宜饮红茶，可饮咖啡。

（2）不宜食用或少食冷饮、冷食，如冰棒、冰淇淋、冰镇啤酒；以及寒凉性质的饮食，如莲藕、黄瓜、豆芽、西瓜、梨、绿茶、啤酒等。

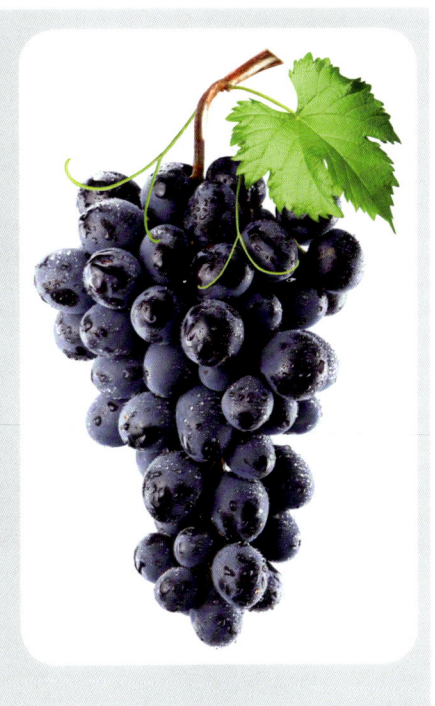

瘀阻经络证——头部刺痛，面色晦暗

常见表现

头部刺痛，或有头部外伤史，或为中风后头痛，或有颅内肿瘤，天气变化时加重，口唇紫，舌紫，或有瘀斑、瘀点，或舌下络脉瘀紫怒张。

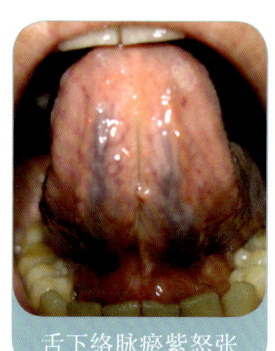

舌下络脉瘀紫怒张

专家快速诊断

★为什么经络瘀阻的头痛患者会出现上述舌象

人体的各部位分布着不同的经络，沿着各自的循行轨迹周而复始地循行。经络以畅通为要，如果某部位经络的气血运行发生问题，出现血液瘀滞就形成了瘀阻经络。人体的气血、津液都上行于舌，舌面的经络由于瘀血的阻滞难以顺畅地运行气血，逐渐出现舌紫，或伴有瘀斑、瘀点，或舌下络脉瘀紫怒张等经络瘀阻的征象。

治疗小妙招

★药食并治

（1）川芎30克、当归30克、生地黄30克，炖排骨、鸡或鸭汤，吃肉喝汤。

（2）川芎30克、苏木30克、当归30克、生白芍30克、冰糖适量，泡白酒饮用。

★穴位疗法

（1）耳穴取神门，以王不留行籽贴压。

（2）在背部行走罐或留罐法。在大椎行刺血拔罐法。

（3）揉按或艾灸百会、风池、太阳、印堂；揉按合谷。

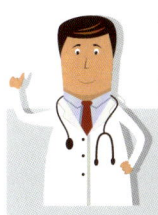

专家养生建议

★饮食

（1）宜多食黑木耳、香菇、茄子、芋头、黑豆、黄豆、海带、紫菜、白萝卜、胡萝卜、桃子、山楂、醋。可适量饮酒，尤其是葡萄酒，宜饮茶。

（2）少食油腻不易消化的食物，如肥肉、腊肉、黄油等。

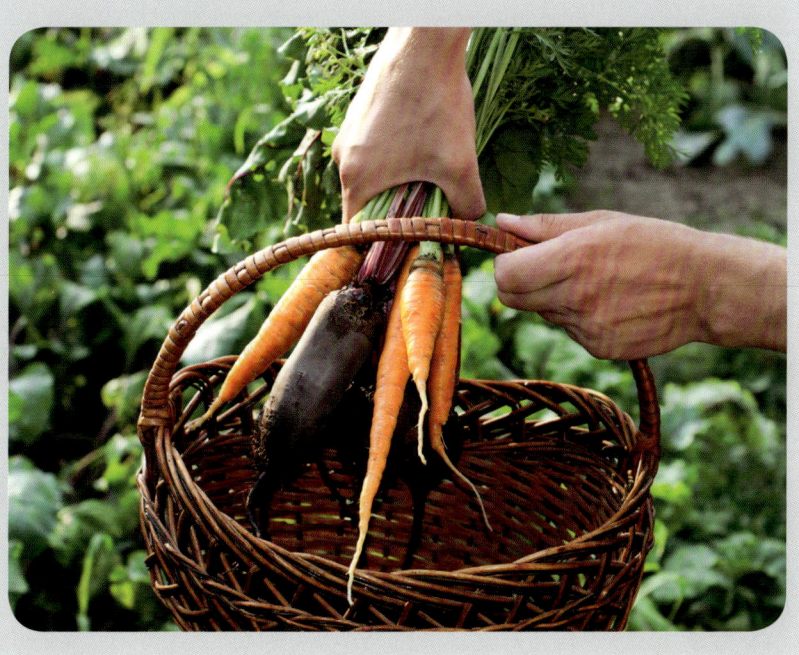

★情志

应保持舒畅的心情。

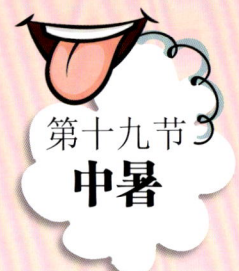

第十九节
中暑

中暑是由高温引起体温调节功能紊乱所致的病症，一般发生于夏季。中医认为，中暑为外感暑热病邪所致，暑热容易耗气伤津，严重者可闭阻心包、引动肝风，出现神昏、谵语、痉挛抽搐等表现。

暑热炽盛证——发热汗出，烦躁不安

常见表现

发热，乏力，汗出，口渴，皮肤灼热，头晕，胸闷，恶心，呕吐，烦躁不安，重者头痛剧烈，晕厥，痉挛，舌红，苔黄而干，脉数。

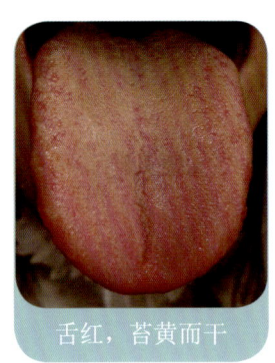

舌红，苔黄而干

专家快速诊断

★为什么暑热亢盛的中暑患者会出现上述舌象

我国夏季普遍气温偏高，人体容易受高温的影响导致体温调节功能的紊乱。暑热性质属于阳邪，具有火热、炎上的特点，容易耗伤体内的津液而出现舌质偏红和黄而干的舌苔。

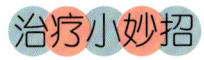治疗小妙招

★ 药食并治

西瓜 1 个，吃西瓜瓤，西瓜皮洗净后水煎，加白砂糖饮用，冰镇后饮用更佳；绿豆 150 克、梅 100 克，水煎后加白砂糖饮用，冰镇后饮用更佳；青蒿 30 克、夏枯草 30 克、淡竹叶 10 克，水煎后，加白砂糖适量饮用，冰镇后饮用更佳；用鲜青蒿适量，捣成泥，加冷开水和白砂糖饮用。

★ 穴位疗法

（1）耳穴取神门、心、肝、胃、缘中，以王不留行籽贴压。
（2）在背部行走罐或留罐法。在大椎行刺血拔罐法。
（3）揉按百会、风池、太阳、印堂、合谷、内关、太冲。
（4）在耳尖、少商、太阳点刺放血。

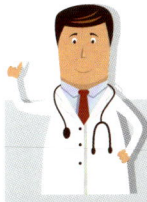

专家养生建议

★ 急救

（1）中暑晕厥者，用拇指指甲用力掐按人中。
（2）中暑时，首先要将患者迅速撤离引起中暑的高温环境，选择阴凉通风的地方休息。其次，要多饮用一些含盐分的清凉饮料。还可以在额部、颞部涂抹清凉油、风油精等，或服用人丹、十滴水、藿香正气水等中成药。
（3）如果出现血压降低、虚脱时应立即平卧休息，然后及时去医院静脉滴注生理盐水。重症中暑者还应该迅速将其送至医院，同时采取综合措施进行救治。

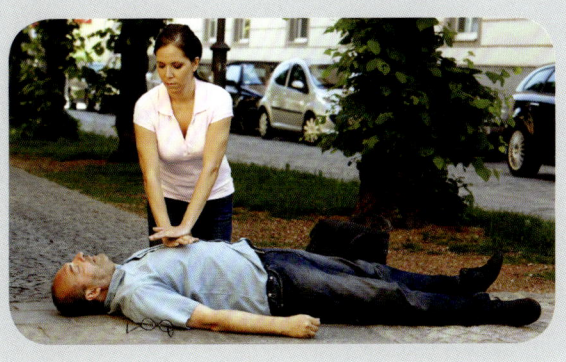

外寒内热证——恶寒身痛，心烦尿赤

常见表现

恶寒与发热并见，无汗，头痛，身痛，面红，心烦，口渴，食欲不佳，小便黄而短，舌红，苔黄或黄腻。

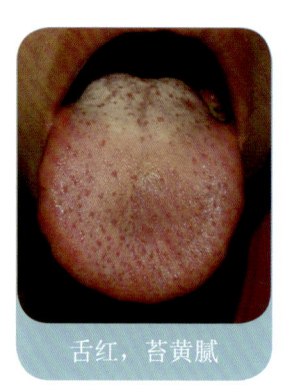
舌红，苔黄腻

专家快速诊断

★为什么外寒内热的中暑患者会出现上述舌象

外寒内热证的患者多为表现在外的表寒征象和存在于内的暑热征象并存，表寒可见恶寒、头痛等表寒症状，而蓄积于内的里热上扰于舌面可见舌红，苔黄或黄腻。

治疗小妙招

★药食并治

西瓜适量、西红柿适量，切片，加适量白砂糖腌制，吃果肉，饮果汁；藿香 20 克、紫苏叶 15 克、荷叶 12 克（鲜者更佳）、淡竹叶 10 克、西瓜皮适量，水煎后，加适量白砂糖，饮用。

★穴位疗法

（1）耳穴取神门、心、肝、缘中，以王不留行籽贴压。

（2）在背部行走罐或留罐法。

（3）揉按百会、大椎、太阳、印堂、合谷、内关、太冲。

（4）在耳尖点刺放血。

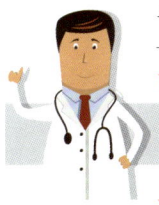

专家养生建议

★饮食

饮食不宜生冷油腻，且要多喝水。

★其他

注意保暖和休息。

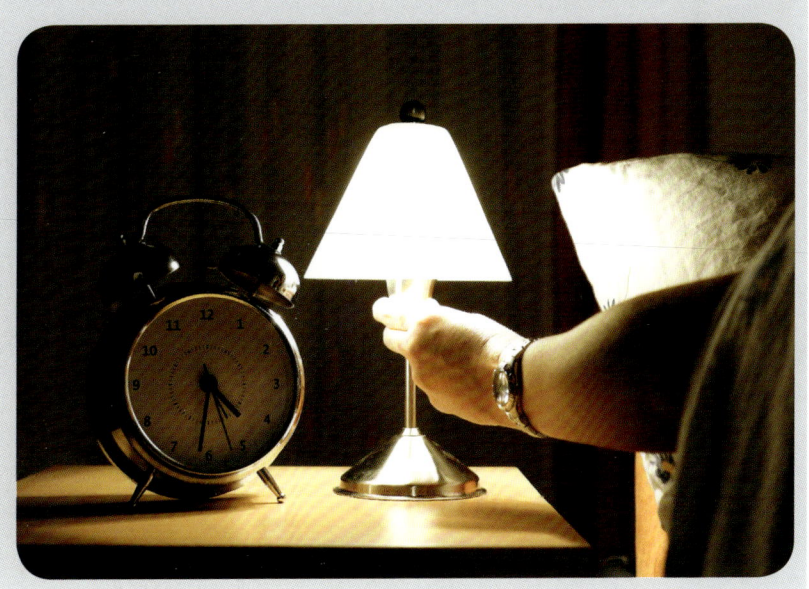

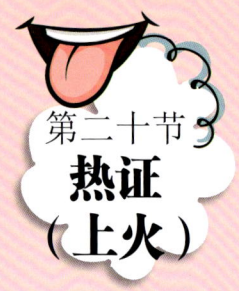

第二十节
**热证
（上火）**

热证，又称"上火"，一般指机体功能亢旺所出现的类似"火热"的状态。导致"上火"的原因有很多，如外感温热、湿热、风寒等病邪入里化热；情绪激动导致肝火上炎；过食辛辣温热的食物，如烧烤、火锅、油炸食物；熬夜导致阴虚火旺等。

实热证——面赤口苦，急躁易怒

常见表现

自觉身体燥热，面色偏红，或眼睛红、眼眵（俗称"眼屎"）多，易生面部痤疮或嘴角疱疹，口苦，口渴，咽痛，失眠，多梦，心烦，急躁易怒，小便黄，大便干结难解，舌红，苔黄，脉实有力。

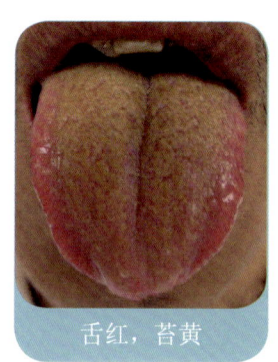

舌红，苔黄

专家快速诊断

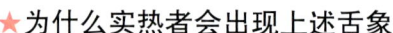

★为什么实热者会出现上述舌象

实热证多由于未运化的痰饮血瘀和未消化的宿食阻滞而产生，蓄积不化日久生热，热邪入里，里热亢盛，内外俱实，故呈现为舌红，苔黄。

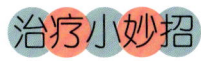

★药食并治

（1）可选用牛黄清心丸、牛黄清胃丸、黄连上清丸、银黄含片、双黄连口服液、牛黄解毒片、片仔癀、龙胆泻肝丸、黄连羊肝丸、熊胆粉。

（2）生大黄5～10克，泡水饮用。

（3）苦瓜炖排骨汤，吃苦瓜喝汤；莲藕炖排骨或大骨汤，吃莲藕喝汤。

★穴位疗法

（1）耳穴取神门、肝、胃、心，以王不留行籽贴压。

（2）在大椎行刺血拔罐法。

（3）揉按合谷、太冲、阳陵泉。

（4）在耳尖、少商、太阳点刺放血。

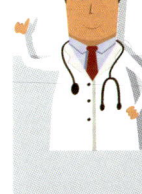

专家养生建议

★饮食

（1）饮食以素食为主，多食豆腐、绿豆、绿豆芽、苦瓜、冬瓜、黄瓜、西瓜、地瓜、苦笋、莲藕、空心菜、苋菜、白菜、芹菜、茭白、杨桃、香蕉、枇杷、火龙果、梨、贝类、螃蟹、猪小肠、猪小肚、芝麻油。宜饮绿茶、苦丁茶、凉茶。可食龟苓膏、仙草蜜。

（2）不宜食或少食羊肉、狗肉、鹿肉、公鸡肉、鸽子、鹌鹑、番鸭、虾、龙眼、荔枝、榴莲、红枣、辣椒、韭菜、花椒、胡椒、生姜、大蒜。不宜食煎炸食品、烧烤食品、肥腻食品、火锅、方便面。不宜饮酒。

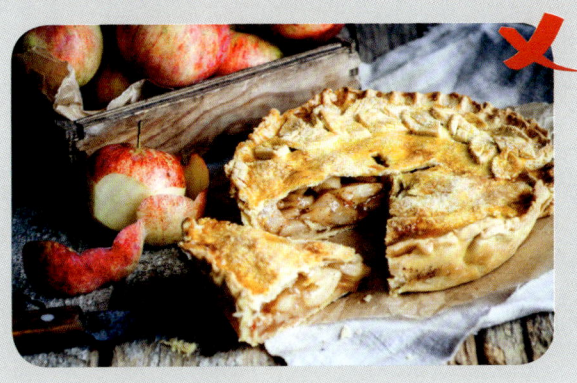

湿热证——面部油腻，大便黏腻

常见表现

面部油腻，易生痤疮，口臭，或口内有黏腻感，或有咳嗽，胸闷，上腹部胀满，食欲不佳或不振，睡眠欠佳，大便黏腻或排便不畅，小便黄或浑浊，女子带下黏稠、色黄、臭味大，舌偏红，苔淡黄腻或黄腻，脉濡缓。

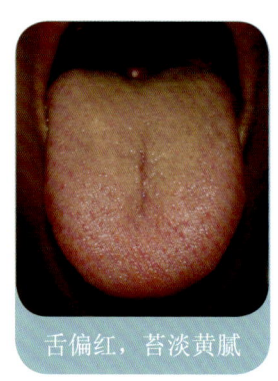

舌偏红，苔淡黄腻

专家快速诊断

★为什么湿热者会出现上述舌象

人体感受湿邪之后容易被湿邪所困，阳气被阻滞而丧失运化水湿的功能，水湿邪气上泛于舌面呈现出腻苔。热邪性质属阳，具有炎热、升腾的特点，火热之邪上犯故出现舌偏红，苔淡黄或黄腻。

治疗小妙招

★药食并治

（1）可选用甘露消毒丹、湿毒清胶囊。

（2）薏苡仁40克、冬瓜适量，炖排骨汤食用；绿豆芽或黄豆芽适量，用冷开水洗净，榨汁，加白砂糖饮用；金钱草30克、白茅根30克、车前草30克，水煎代茶饮，若用鲜草药效果更佳。

★穴位疗法

（1）耳穴取神门、肺、肝、胃、脾，以王不留行籽贴压。

（2）在大椎行刺血拔罐法。

（3）揉按合谷、太冲、阴陵泉。

（4）在耳尖、少商点刺放血。

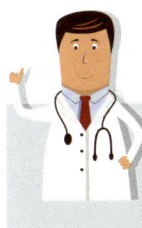

专家养生建议

★饮食

（1）饮食以清淡为主，宜食谷类、薏苡仁、赤小豆、绿豆、白萝卜、苦笋、芹菜、空心菜、豆芽、金线莲、黄瓜、苦瓜、冬瓜、葫芦、丝瓜、莲藕、火龙果、杨桃、蛤蜊、海蜇、海带。宜饮绿茶、乌龙茶。

（2）忌食油腻、辛热的食物，如肥肉、腊肉、腊肠、黄油、狗肉、羊肉、公鸡肉、虾、龙眼、荔枝、榴莲、蜂蜜、红枣、辣椒、韭菜、桂皮。不宜饮酒。

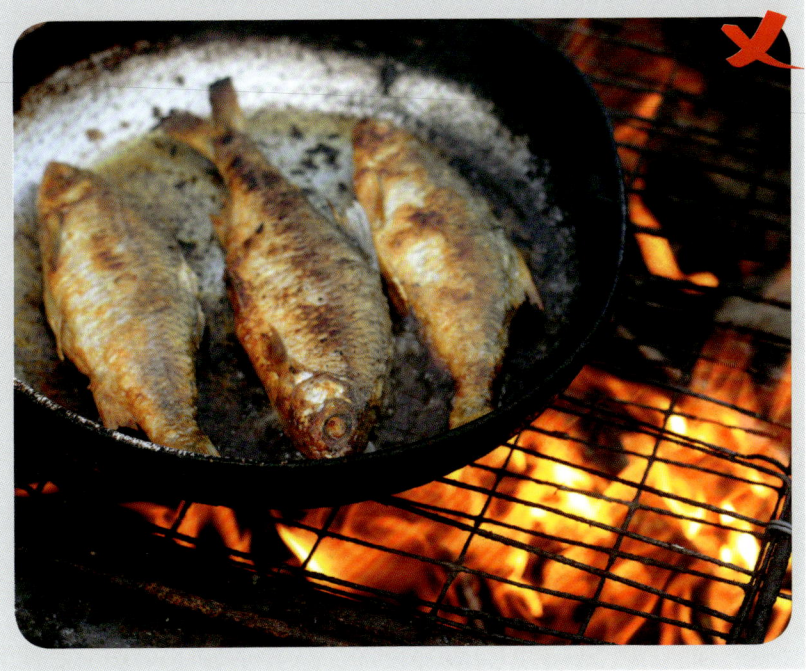

阴虚火旺证——口干咽燥，手足心热

常见表现

　　咽干口燥，烘热或潮热，盗汗，手足心发热，面红，眼干涩而痛，心烦易怒，失眠，多梦，心悸，口苦，口渴，口腔溃疡，小便短而黄，大便干结难解，舌红或淡红，苔少而干，脉细数。

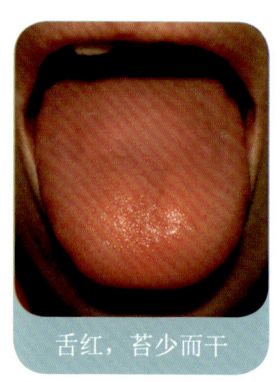

舌红，苔少而干

专家快速诊断

★为什么阴虚火旺者会出现上述舌象

　　这类患者体内多是精血、津液不足，使脏腑不能得到充分的滋养，虚热由此而产生。体内有虚热内扰，便会出现红或淡红的舌质，又由于体内阴津耗伤，没有足够的营养物质向上输送到舌面，而出现少而干的苔。

治疗小妙招

★药食并治

　　石斛 20 克、生地黄 50 克，炖排骨汤食用；银耳 30 克、雪梨 2 个、冰糖适量，先将银耳用水泡软后熬汤，起锅前 10 分钟，将切成颗粒的雪梨和冰糖加入汤中，汤熬成后食用；北沙参 30 克、麦冬 30 克、百合 30 克，水煎代茶饮，可加入适量冰糖。

★穴位疗法

（1）耳穴取神门、肺、肝、肾、心，以王不留行籽贴压。

（2）揉按合谷、太冲、太溪、三阴交。

（3）在耳尖、少商点刺放血。

专家养生建议

★饮食

（1）宜多食大白菜、黑木耳、银耳、豆腐、甘蔗、李子、桃子、梨、荸荠、西瓜、黄瓜、哈密瓜、甜瓜、百合、山药、鲍鱼、甲鱼、乌龟、海参、海蛎、蛤蜊、海蜇、燕窝、牛奶、水鸭、猪皮等。宜饮绿茶或乌龙茶。

（2）不宜食羊肉、狗肉、鹿肉、公鸡肉、鸽肉、韭菜。用生姜、胡椒、花椒、辣椒、山奈、八角茴香、黄酒作佐料时用量宜少。不宜食火锅、烧烤、方便面。不宜或尽量少饮酒。

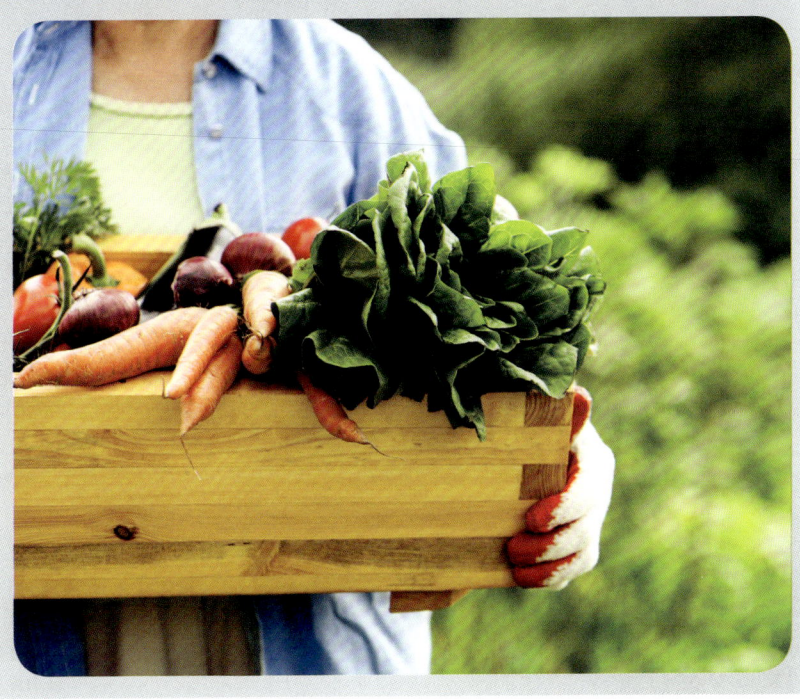

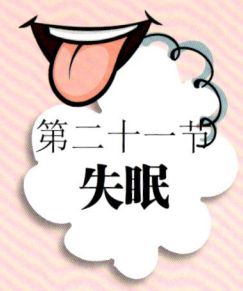

第二十一节
失眠

失眠者经常不能获得充足的睡眠，甚至彻夜难眠。失眠包括睡眠时间不足和睡眠质量不佳两个方面，通常表现为入睡困难、多梦、易惊醒和早醒等。中医认为，失眠是脏腑功能失调所致，常见的病机有心火亢旺、肝火炽盛、痰热扰心、心血虚、心肾不交（心火旺、肾阴虚）、心胆气虚等。现代医学把失眠分为原发性睡眠障碍、继发性睡眠障碍、假性失眠等临床类型。

心火亢旺证——心烦易怒，口苦口干

常见表现

入睡困难，多梦，易惊醒，或早醒，心烦，急躁易怒，口苦，小便黄，大便干结难解，舌尖红，苔薄黄，寸脉浮滑。

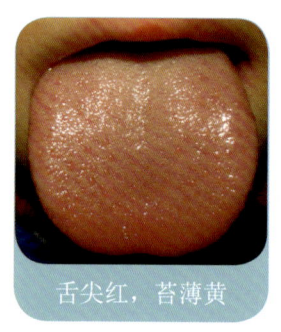

舌尖红，苔薄黄

专家快速诊断

★ 为什么心火亢旺的失眠患者会出现上述舌象

火邪属于阳邪，与热的性质基本相同，具有炎热、升腾的特点，所以火邪引起的疾病容易伴随高热、面红、目赤、烦渴引饮等阳热亢盛的症状，表现在舌苔上是薄黄苔了。又因为舌尖主要对应着人体的心脏，心火亢盛的话就会呈现出舌尖红的舌象了。

治疗小妙招

★药食并治

（1）可选用朱砂安神丸、牛黄清心丸。

（2）莲子心15克、淡竹叶10克、夏枯草30克，水煎代茶饮；莲子心 15 克、百合 30 克、麦冬 30 克，炖猪心，吃肉喝汤。

★穴位疗法

（1）耳穴取神门、心、缘中，以王不留行籽贴压。

（2）刮痧取四神聪、风池、安眠、内关、太冲，先点揉头顶四神聪，然后刮痧采用泻法，先刮风池、安眠，再刮内关，最后刮太冲。

专家养生建议

★饮食

（1）饮食以素食为主，多食豆腐、绿豆、绿豆芽、苦瓜、地瓜、冬瓜、西瓜、黄瓜、苦笋、莲藕、空心菜、苋菜、白菜、芹菜、茭白、香蕉、枇杷、火龙果、梨、贝类、螃蟹、猪小肠、猪小肚、芝麻油。宜饮绿茶、苦丁茶、凉茶。可适当食龟苓膏、仙草蜜。

（2）不宜食或少食羊肉、狗肉、鹿肉、公鸡、鸽子、鹌鹑、番鸭、虾、龙眼、荔枝、榴莲、红枣、韭菜、辣椒、花椒、胡椒、生姜、大蒜，不宜食煎炸食品、烧烤食品、肥腻食品、火锅、方便面。不宜饮酒。

★睡眠

宜午休。

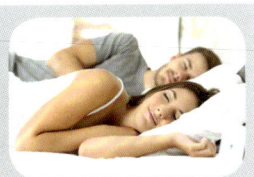

★运动

可参与各种运动，如溜冰、滑雪、游泳、水球、羽毛球、网球、高尔夫、跳绳、太极拳、跆拳道、八段锦、舞蹈、瑜伽、静气功。

王 | 教 | 授 | 聊 | 养 | 生

失眠了该怎么办

心阴血虚证——疲乏无力，头晕目眩

常见表现

入睡困难，多梦，易惊醒，健忘，心悸，心烦，易惊恐，眩晕，面色苍白，唇舌色淡，舌淡，苔少或薄白，脉细无力。

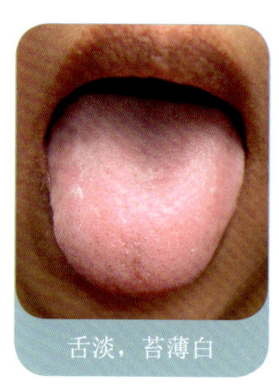

舌淡，苔薄白

专家快速诊断

★为什么心阴血虚的失眠患者会出现上述舌象

心阴血虚证多见于长期劳损、热性病之后的患者，常伴随着体内精血和津液等体液的亏虚。而这些精血和津液性质上都属于阴的范畴，所以心阴血虚的失眠患者由于体内阴液不足，不能滋润、濡养舌体，从而表现出舌淡，苔少或薄白。

治疗小妙招

★药食并治

（1）可选用天王补心丹。

（2）酸枣仁 50 克、柏子仁 30 克、猪心适量，同炖，吃肉喝汤；百合 20 克（后下）、红枣 20 克、龙眼 20 克、核桃 15 克、大米 50 克，煮粥食用；天麻 30 克、夜交藤 30 克、茯苓 30 克、母鸡或鸭 1 只，同炖，吃肉喝汤。还可以用猪心炖灵芝，吃肉喝汤。

★穴位疗法

（1）耳穴取神门、心、脾、缘中，以王不留行籽贴压。

（2）艾灸取百会、神门、三阴交、涌泉、足三里、心俞、脾俞、胆俞，每次选 4 ~ 5 个配穴，每穴每次灸 10 ~ 15 分钟。每日 1 次，10 日为 1 个疗程，疗程间休息 3 日。

专家养生建议

★饮食

睡前可以喝杯热牛奶或红酒，而不能饮用咖啡、茶、可乐等饮料。对于心火亢旺、肝郁化火、痰热内扰证的失眠患者，不宜食用辛辣刺激、煎炸烧烤一类的温燥食物。

★睡眠

失眠患者必须养成良好的作息时间，建议中午可以午睡一会儿，晚上在 11 时前上床睡觉。睡觉前用热水泡脚，不要看惊险恐怖的小说、电影或电视。

★情志

长期失眠的患者，容易心烦易怒，情绪波动较大，因此调节情绪和心理就非常重要。患者首先要对失眠有正确的认识，积极配合治疗，树立战胜疾病的信心。当患者自己无法有效调节自己的情绪和心理时，与亲朋好友、心理医生或心理咨询师进行积极有效的交流和沟通也是非常有益的。

★运动

运动对改善失眠非常有帮助，可参加一些力所能及的体育活动，如慢跑、登山、骑车、羽毛球、乒乓球等。适度的体育锻炼对改善睡眠很有作用。

★其他

针灸、推拿和气功都是非药物疗法。体针和耳针，需针灸医师实施。推拿按摩，可以自己做，也可以叫家人代劳。患者也可尝试练习气功。把这些方法和药物治疗配合起来，常能收到很好的效果。

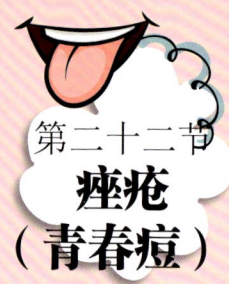

第二十二节
痤疮
（青春痘）

　　痤疮，俗称"青春痘"，中医名为"粉刺"，为慢性炎症性毛囊皮脂腺疾病，是皮肤科常见的疾病之一。中医认为，痤疮的常见病因病机有过食辛辣刺激、油腻食物，致湿热内蕴、痰热内生，发为痤疮；或情绪波动，熬夜等致肝火亢旺，热壅血瘀，发为痤疮。现代医学认为，痤疮是一种多因素的疾病，其发病主要与性激素水平、皮脂腺大量分泌、毛囊皮脂腺导管的角化异常及炎症、遗传等因素相关。

瘀热证——面部脓包，大便干结

常见表现

　　面部丘疹，疹色暗红，肿痛，或有硬结节，或有脓疱，小便黄，大便干结难解，舌暗红或紫红，苔黄，脉滑或实。

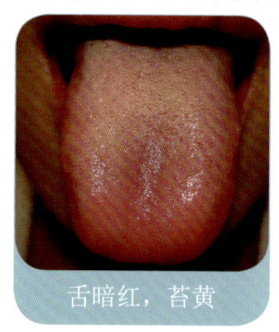

舌暗红，苔黄

专家快速诊断

★为什么瘀热证的痤疮患者会出现上述舌象

　　瘀热邪气可分为瘀邪和热邪。由于体内离经之血阻滞于经络，影响气血的运行，瘀邪导致的疾病在舌象上会表现为偏暗偏紫的舌质；热邪蓄积于体内，熏蒸津液造成体内的津液亏虚，在舌象上会相应地表现为舌红，苔黄。

治疗小妙招

★药食并治

　　苦笋、猪小肠适量，作煲食用；苦瓜、排骨适量，炖汤或作煲食用；莲藕适量，凉拌或炖排骨汤食用。

★穴位疗法

（1）耳穴取肺、肝、脾、胃、内分泌，以王不留行籽贴压。

（2）在大椎行刺血拔罐法。

（3）在耳尖、少商点刺放血。

★其他

白芷 50 克、绿豆 100 克、天花粉 100 克、白僵蚕 50 克、丹参 30 克、薏苡仁 100 克、金银花 30 克，研成细末。临用时用辅料调成糊状，敷于面部，尤其是长有痤疮的地方，外用面膜纸覆盖，敷 30 分钟左右，每日 1 ~ 2 次。油性皮肤，辅料可用白醋；干性皮肤，辅料可用橄榄油、麻油；中性皮肤辅料可用蛋清、清水、蜂蜜。在用辅料（除醋以外）调面膜方时，可加入珍珠粉 3 ~ 5 克，以增强疗效。在敷上述面膜的同时，如能用蒸汽美容仪熏蒸面部，则会加强疗效。本面膜方制作简便且不易产生色素沉淀。有些中药如大黄、黄连，虽然外用治疗热证型痤疮效果佳，但易产生色素沉淀，需较长时间才能褪去。

专家养生建议

★饮食

（1）宜多食黑木耳、香菇、茄子、芋头、黑豆、黄豆、海带、紫菜、白萝卜、胡萝卜、桃子、山楂、醋。可适量饮酒，尤其是葡萄酒，宜饮茶。

（2）少食油腻不易消化的食物，如肥肉、腊肉、黄油等。

★睡眠

保证充足的睡眠，应在夜晚 11 时前入睡，不要熬夜。

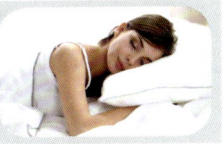

★运动

应积极参与各种体育运动，比如跑步、登山、游泳、骑车、乒乓球、垒球、保龄球、高尔夫、羽毛球、网球、跳绳、太极拳、八段锦等。

★情志

应保持舒畅的心情。

痰热证——面部油腻，大便黏腻

常见表现

面部油腻，或有口臭，小便黄，大便黏腻或排便不畅，舌红，苔黄腻，脉濡。

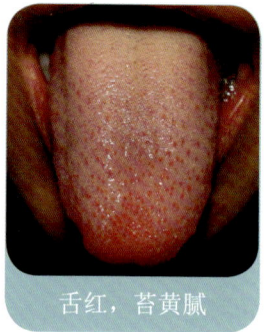

舌红，苔黄腻

专家快速诊断

★ 为什么痰热证的痤疮患者会出现上述舌象

此类患者平时多爱吃一些肥甘厚味的食物，这些食物在体内生成大量的痰湿，痰湿会阻遏机体内的阳气，阳气虚弱不足以运化痰湿，反而进一步酝酿产生痰热。体内多痰，故舌苔多腻；体内多热，故舌色多红，苔多黄。

治疗小妙招

★ 药食并治

（1）可适当选用防风通圣散、牛黄解毒丸、丹栀逍遥丸、黄连上清丸、皮肤病血毒丸等。对于湿热型痤疮，也可使用甘露消毒丹或湿毒清胶囊。

（2）绿豆30克、薏苡仁30克、赤小豆30克，炖排骨或鸭汤食用；冬瓜、海带适量，炖排骨或鸭汤食用；绿豆芽或黄豆芽，榨汁加白砂糖饮用。

★ 穴位疗法

（1）耳穴取肺、肝、脾、胃、内分泌，以王不留行籽贴压。

（2）在大椎行刺血拔罐法。

（3）在耳尖、少商点刺放血。

★ 其他

白芷50克、绿豆100克、天花粉100克、白僵蚕50克、丹参30克、薏苡仁 100 克、金银花 30 克，研成细末。临用时用辅料调成糊状，敷于面部，尤其是长有痤疮的地方，外用面膜纸覆盖，敷 30 分钟左右，每日 1 ~ 2 次。油性皮肤，辅料可用白醋；干性皮肤，辅料可用橄榄油、麻油；中性皮肤辅料可用蛋清、清水、蜂蜜。在用辅料（除醋以外）调面膜方时，可加入珍珠粉 3 ~ 5 克，以增强疗效。

专家养生建议

★饮食

（1）饮食宜清淡，多食蔬菜瓜果，少食肥甘厚腻和辛辣刺激之品。可食用黄瓜、丝瓜、冬瓜、萝卜、莲藕、香蕉、火龙果、杨桃、梨、螃蟹与各种叶类蔬菜等。

（2）少食肉类，尤其是红肉，如猪肉、牛肉、羊肉等哺乳动物的肉都是红肉。禁食辛辣刺激、煎炸烧烤之品，如辣椒、胡椒、芥末、花椒、火锅、油条、方便面、烈酒等。多喝绿茶，少喝红茶和咖啡。

★睡眠

应注意保持良好的睡眠。

★运动

多参加适度的体育活动。

★其他

养成规律的排便习惯对于痤疮的治疗是很有益处的。

编者小叮嘱

痤疮是困扰大多数青少年的常见病症。许多人都认为痤疮是因为"火气"大才长的，所以要服用泻火的药。多数痤疮确实属于中医热证，服用泻火药无可厚非。但实际上，也有不少痤疮患者不属于热证，或者虽有热证，但同时也有脾胃虚寒。对于这类患者，如果过服泻火药，则很容易损伤胃肠功能。寒证型痤疮的舌象是舌淡白而嫩，苔白或白滑，或边有齿痕。这类患者的痤疮常常颜色偏晦暗，肿痛不甚明显，伴怕冷，疲乏无力，精神欠佳，稍食生冷寒凉则胃部不适，甚则腹痛腹泻，面色萎黄或白而无华，脉沉迟或弱。

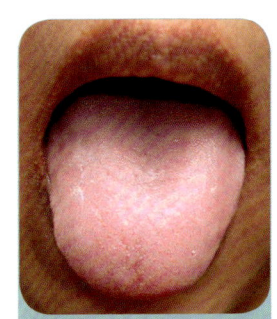

舌淡白而嫩，苔白，边有齿痕

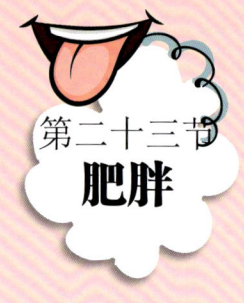

第二十三节
肥胖

肥胖是指一定程度的明显超重与脂肪层过厚，是体内脂肪尤其是甘油三酯积聚过多而导致的一种状态。中医认为，肥胖有以下原因：年老体弱，脾不运化水湿，或肾不主水，肾阳虚不能蒸腾气化水液，水液停聚化生痰湿；饮食不节制，食量过大，或过食肥腻之品，导致水谷精微在体内堆积成为膏脂，形成肥胖；长期缺乏运动，则脾胃运化失司，水谷精微不能正常输布，化为膏脂痰浊；先天禀赋，体质肥胖。

痰湿内盛证——痰多易咳，肢体困倦

常见表现

形体肥胖，身体重着，肢体困倦，神疲嗜卧，易吐痰涎，腹部膨隆，头晕目眩，口干而不欲饮，苔白腻或白滑，脉滑。

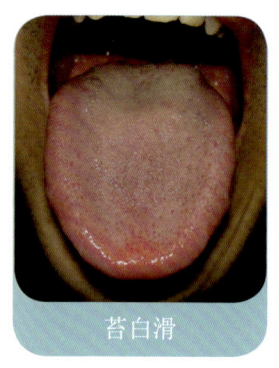

苔白滑

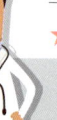

专家快速诊断

★为什么体内痰湿偏盛的肥胖患者会出现上述舌象

肥胖的患者多嗜食辛辣油腻的食物，又不爱运动，容易导致过多的脂肪蓄积在体内，超过了正常的消耗水平便转变为痰湿等邪气，湿浊痰饮停聚于舌面，表现出白腻或白滑的苔。

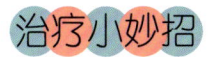治疗小妙招

★药食并治

蒟蒻适量，红烧或蘸酱油水食用；陈皮 30 克、生山楂 30 克、泽泻 30 克、荷叶 12 克，水煎代茶饮；冬瓜、海带适量，炖汤食用；白萝卜、海蜇皮适量，切丝凉拌食用。

★穴位疗法

（1）耳穴取肺、脾、胃、下屏、内分泌，以王不留行籽贴压。

（2）在背部行走罐或留罐法。

（3）揉按或艾灸天枢、气海、关元、阴陵泉、足三里、三阴交。

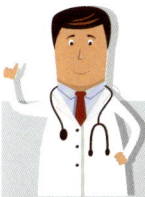

专家养生建议

★运动

运动出汗是去湿气的好办法。每日坚持适量的运动，对身体是非常有益的。运动可以舒解压力，促进脏腑运行，加速湿气排出体外。

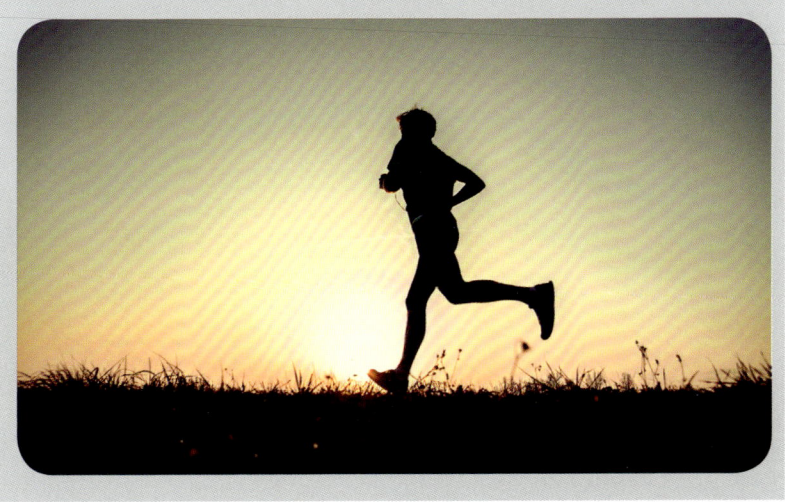

★其他

早上吃 3 片生姜。夏季少吹空调、风扇，要注意排汗。日常应注意不要直接睡在地板上，最好睡在与地板有一定距离的床上。

常见表现

　　形体肥胖，肌肉松软，体力差，易疲乏，四肢乏力，腹部胀满，或腹部隐痛，大便不成形或稀溏，面色萎黄或苍白，手掌黄，舌淡白而嫩，苔薄白或少，脉虚或弱。

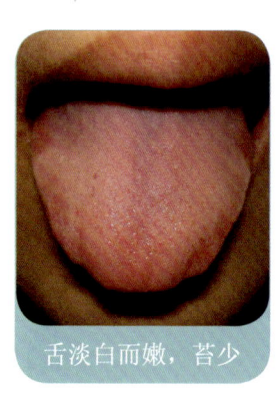

舌淡白而嫩，苔少

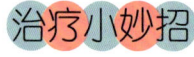
专家快速诊断

★为什么脾气虚弱的肥胖患者会出现上述舌象

　　中医认为，脾胃为人体气血生化之源，其中脾脏主宰水谷、水液的运化，脾气虚弱的患者运化营养物质的功能失常，胃中没有足够的谷气上蒸舌面，因此会出现舌淡白而嫩，苔薄白或少。

治疗小妙招

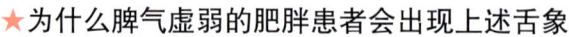

★药食并治

　　炒白术 30 克、茯苓 30 克、泽泻 30 克、荷叶 12 克，水煎代茶饮；山药 50 克、茯苓 50 克、大米 100 克，研粉，作羹食用。

★穴位疗法

（1）耳穴取肺、脾、胃、下屏、内分泌，以王不留行籽贴压。

（2）在背部行留罐法。

（3）揉按或艾灸天枢、气海、关元、阴陵泉、足三里、三阴交。

专家养生建议

★饮食

（1）宜食大米、小米、黄豆、麦类、花生、白扁豆、山药、苹果、荔枝、龙眼、榴莲、红枣、土豆、蘑菇、鲫鱼、泥鳅、黄鳝、鳗鱼、番鸭、乳鸽、鹌鹑、羊肉、鸡肉、牛肉。宜饮红茶、咖啡。

（2）应少食冷饮、冷食，如冰棒、雪糕、冰镇啤酒、绿茶、莲藕、黄瓜、白萝卜、豆芽、西瓜、梨、杨桃等。

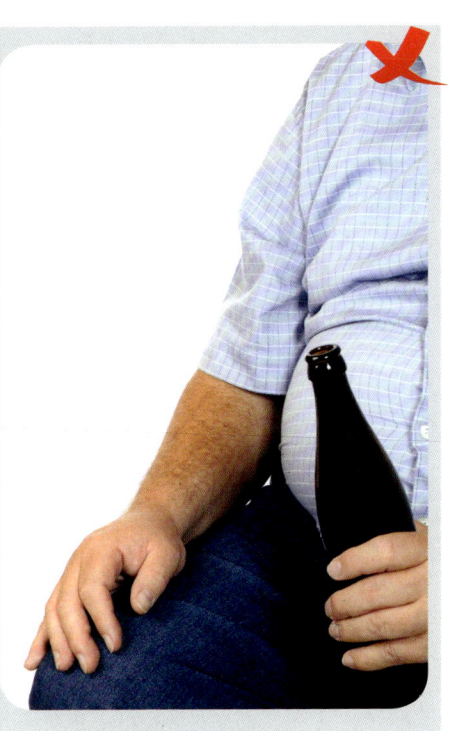

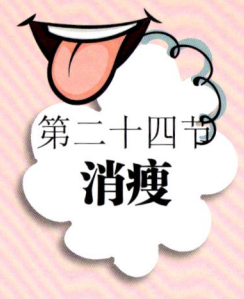

第二十四节
消瘦

消瘦，是指体内脂肪与蛋白质减少，体重下降超过正常标准的10%，表现为肌肉瘦削，皮肤松弛，骨骼突出。中医认为，脾胃虚弱，不能运化水谷精微、化生气血以荣养人体可致消瘦；阴虚火旺，火热之邪消耗气血津液也可致消瘦。现代医学认为，消化系统疾病、糖尿病、甲状腺功能亢进症、肝炎、肾脏疾病等都可引起身体消瘦；久病体虚，营养不良也可引起消瘦。值得注意的是，消瘦体质若为遗传因素所致，则不属病态。

脾胃虚弱证——面色萎黄，不思饮食

常见表现

形体消瘦，面色萎黄或苍白，手掌黄，易疲乏，四肢倦怠，食欲不佳，或有嗳气，腹部胀满，或腹部隐痛，大便不成形或稀溏，舌淡白而嫩，苔薄白或少，脉虚或弱。

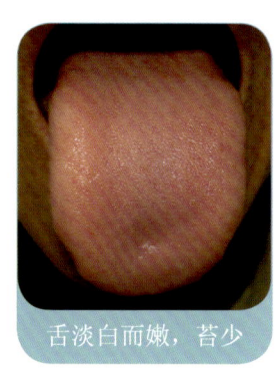

舌淡白而嫩，苔少

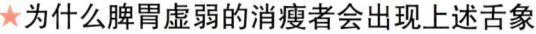

专家快速诊断

★为什么脾胃虚弱的消瘦者会出现上述舌象

人体摄取的水谷有赖于脾胃的运化、腐熟、输布才能转变为营养物质从而发挥营养全身的功能，脾胃可将营养物质进一步转变为气血。脾胃虚弱的患者多气血不足，体内没有足够的营养物质向上输布到舌，因此会出现舌淡白而嫩，苔薄白或少。

★药食并治

生晒参 15 克（或党参 50 克）、生黄芪 50 克、陈皮 10 克，水煎代茶饮；红枣 20 克、枸杞 20 克、花生 20 克、莲子 30 克、芡实 20 克、核桃 20 克、黑豆 20 克、大米 100 克，熬粥食用。

★穴位疗法

（1）耳穴取脾、胃、内分泌，以王不留行籽贴压。

（2）揉按或艾灸天枢、气海、关元、阴陵泉、足三里、三阴交。

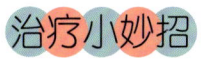

专家养生建议

★饮食

（1）饮食宜大米、小米、黄豆、麦类、花生、白扁豆、山药、苹果、荔枝、龙眼、榴莲、红枣、土豆、蘑菇、鲫鱼、泥鳅、黄鳝、鳗鱼、番鸭、乳鸽、鹌鹑、羊肉、鸡肉、牛肉。宜饮红茶、咖啡。

（2）应少食冷饮、冷食，如冰棒、雪糕、冰镇啤酒、绿茶、莲藕、黄瓜、白萝卜、豆芽、西瓜、梨、杨桃等。

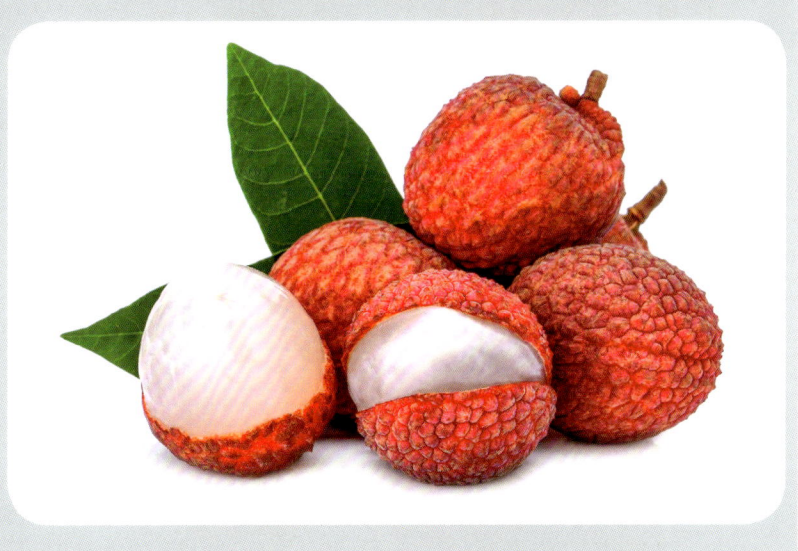

阴虚火旺证——口燥咽干，潮热盗汗

常见表现

形体消瘦，咽干，口渴，或口腔溃疡，潮热，或烘热，盗汗，手足心发热，面红，心烦易怒，失眠，多梦，或心悸，小便短而黄，大便干结难解，舌红或淡红，苔少而干，脉细数。

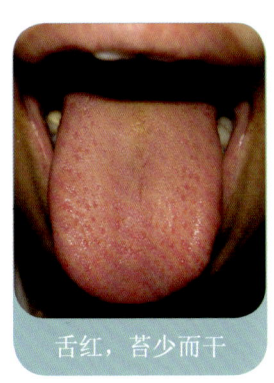

舌红，苔少而干

专家快速诊断

★为什么阴虚火旺的消瘦者会出现上述舌象

这类患者多是体内精血和津液不足，脏腑组织、形体孔窍没有得到充分的滋养，"瘦人多虚火"，虚热内生进一步消耗精血和津液，没有足够的营养物质向上滋养舌，因此便出现舌淡红或红，苔少而干。

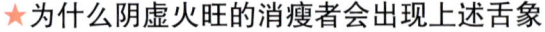

治疗小妙招

★药食并治

石斛 20 克、北沙参 50 克，炖排骨、鸡或鸭汤，吃肉喝汤；生地黄汁 150 毫升（或干地黄煎浓汁 150 毫升）、大米 100 克，大米煮粥，粥熟后加入地黄汁，搅匀食用；麦冬 30 克、玉竹 30 克、百合 30 克，水煎代茶饮。

★穴位疗法

（1）耳穴取神门、肺、脾、胃、心、内分泌，以王不留行籽贴压。

（2）揉按天枢、太溪、太冲、内关、足三里、三阴交。

专家养生建议

★饮食

（1）宜多食大白菜、黑木耳、银耳、豆腐、甘蔗、李子、桃子、梨、荸荠、西瓜、黄瓜、哈密瓜、甜瓜、百合、山药、鲍鱼、甲鱼、乌龟、海参、海蛎、蛤蜊、海蜇、燕窝、牛奶、水鸭、猪皮等。宜饮绿茶、乌龙茶。

（2）不宜食羊肉、狗肉、鹿肉、公鸡肉、鸽肉、韭菜。用生姜、胡椒、花椒、辣椒、山柰、八角茴香、黄酒作佐料时用量宜少。不宜食火锅、烧烤、方便面。不宜或尽量少饮酒。

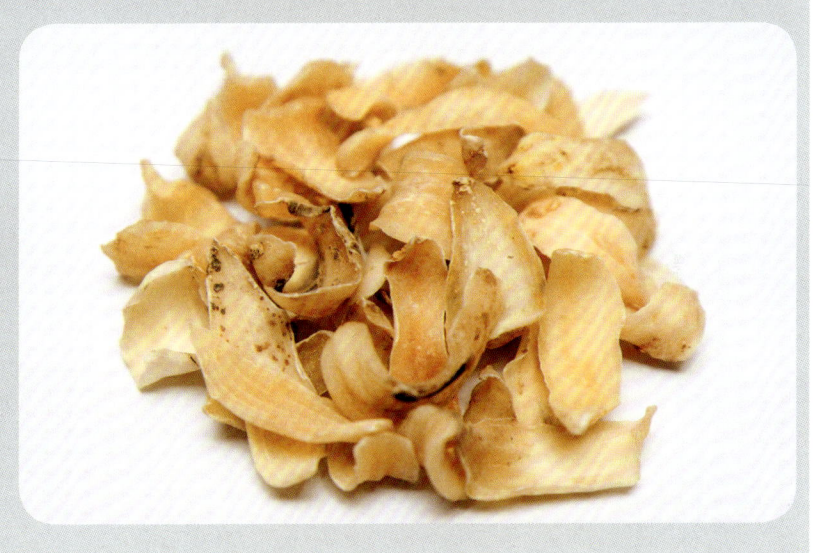

附录一 | 常用穴位对照表

打开微信扫描二维码，获取《一分钟穴位速取口袋书》

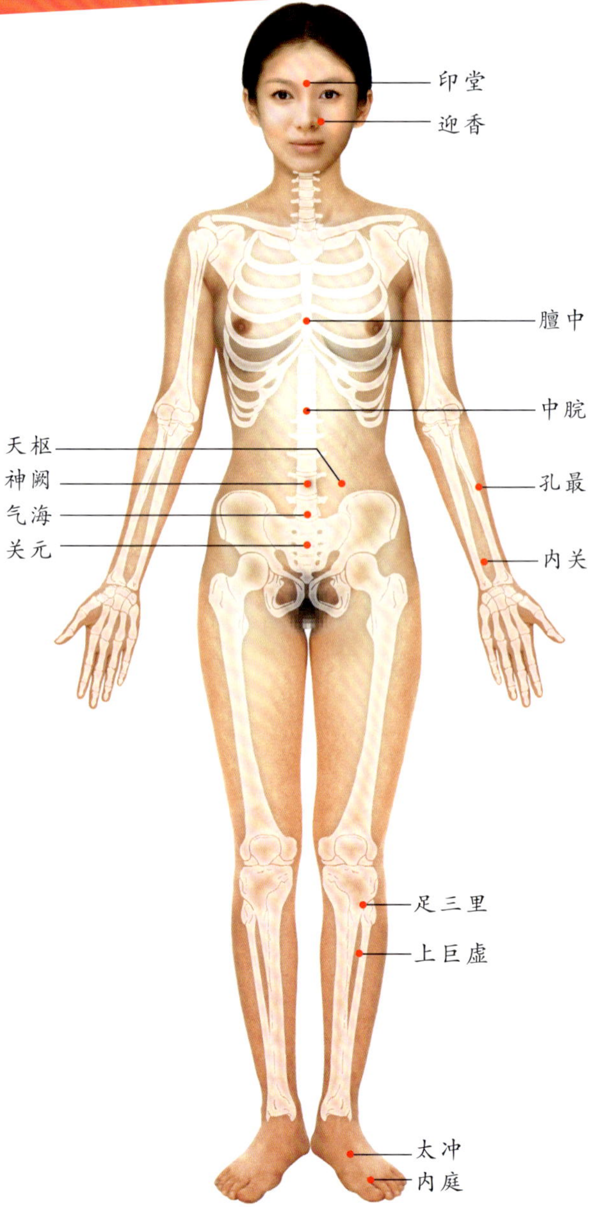

印堂
迎香
膻中
中脘
天枢
神阙
气海
关元
孔最
内关
足三里
上巨虚
太冲
内庭

穴位	定位
印堂	在头部，两眉毛内侧端中间的凹陷中
迎香	在面部，鼻翼外缘中点旁，鼻唇沟中
膻中	在胸部，横平第 4 肋间隙，前正中线上
中脘	在上腹部，脐中上 4 寸，前正中线上
天枢	在腹部，横平脐中，前正中线旁开 2 寸
神阙	在脐区，脐中央
气海	在下腹部，脐中下 1.5 寸，前正中线上
关元	在下腹部，脐中下 3 寸，前正中线上
足三里	在小腿前外侧，犊鼻下 3 寸，犊鼻与解溪连线上
上巨虚	在小腿外侧，犊鼻下 6 寸，犊鼻与解溪连线上
太冲	在足背，第 1、2 跖骨间，跖骨底结合部前方凹陷中，或触及动脉搏动处
内庭	在足背，第 2、3 趾间，趾蹼缘后方赤白肉际处
孔最	在前臂前区，腕掌侧远端横纹上 7 寸，尺泽与太渊连线上
内关	在前臂前区，腕掌侧远端横纹上 2 寸，掌长肌腱与桡侧腕屈肌腱之间

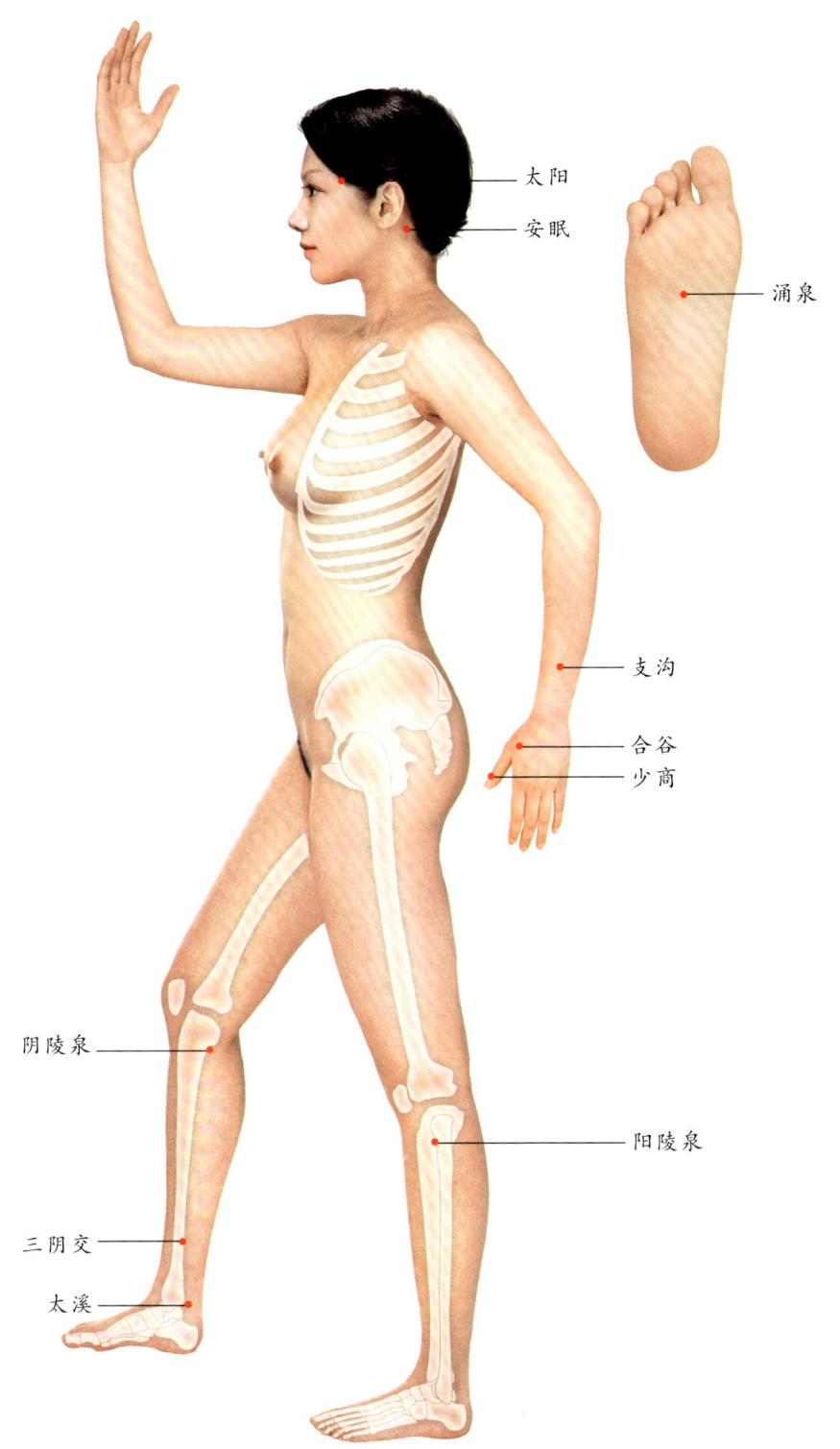

太阳

安眠

涌泉

支沟

合谷

少商

阴陵泉

阳陵泉

三阴交

太溪

穴位	定位
太阳	在颞部，当眉梢与目外眦之间，向后约 1 横指的凹陷处
安眠	在耳后项部，在翳风穴和风池穴连线的中点，当项部肌肉隆起外缘与胸锁乳突肌停止部乳突下凹陷
支沟	在前臂后区，腕背侧远端横纹上 3 寸，尺骨与桡骨间隙中点
合谷	在手背，第 2 掌骨桡侧的中点处
少商	在手指，拇指末节桡侧，指甲根角侧上方 0.1 寸
阴陵泉	在小腿内侧，胫骨内侧髁下缘与胫骨内侧缘之间的凹陷中
阳陵泉	在小腿外侧，腓骨头前下方凹陷中
三阴交	在小腿内侧，内踝尖上 3 寸，胫骨内侧缘后际
太溪	在踝区，内踝尖与跟腱之间的凹陷中
涌泉	在足底，屈足卷趾时足心最凹陷中

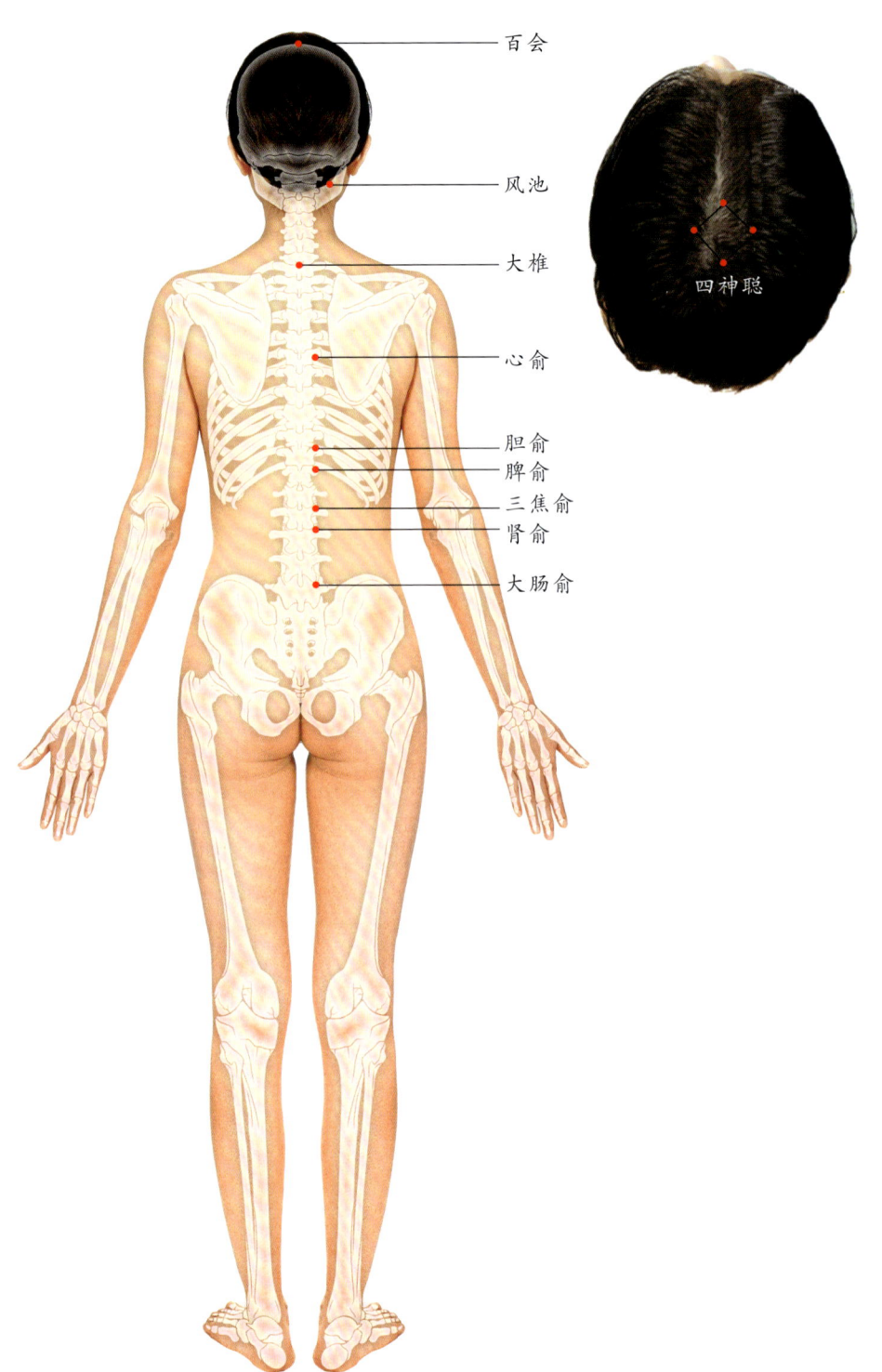

百会

风池

大椎

心俞

胆俞
脾俞
三焦俞
肾俞

大肠俞

四神聪

穴位	定位
四神聪	在头顶部，当百会前后左右各 1 寸，共 4 穴
百会	在头部，前发际正中直上 5 寸
风池	在颈后区，枕骨之下，胸锁乳突肌上端与斜方肌上端之间的凹陷中
大椎	在脊柱区，第 7 颈椎棘突下凹陷中，后正中线上
心俞	在脊柱区，第 5 胸椎棘突下，后正中线旁开 1.5 寸
胆俞	在脊柱区，第 10 胸椎棘突下，后正中线旁开 1.5 寸
脾俞	在脊柱区，第 11 胸椎棘突下，后正中线旁开 1.5 寸
三焦俞	在脊柱区，第 1 腰椎棘突下，后正中线旁开 1.5 寸
肾俞	在脊柱区，第 2 腰椎棘突下，后正中线旁开 1.5 寸
大肠俞	在脊柱区，第 4 腰椎棘突下，后正中线旁开 1.5 寸

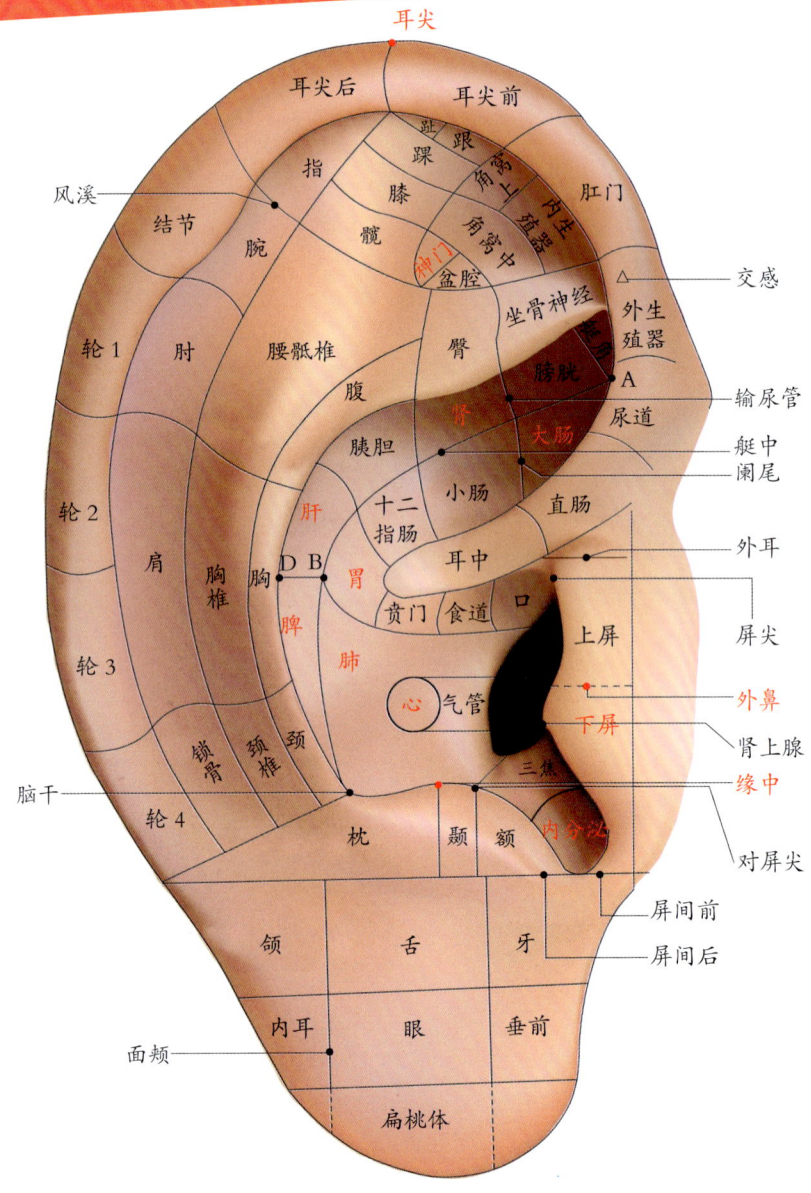

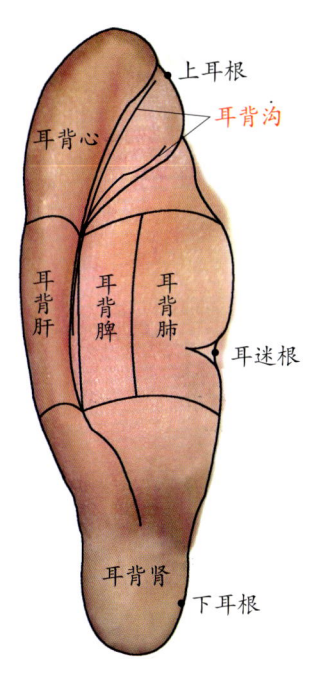

上耳根

耳背沟

耳背心

耳背肝　耳背脾　耳背肺

耳迷根

耳背肾

下耳根

[1] BD 线：设耳轮脚消失处至 D 点连线的中、后 1/3 交界处为 B 点；耳甲内，由耳轮脚消失处向后作一水平线与对耳轮耳甲缘相交，设交点为 D 点。B、D 两点之间做一连线，即为 BD 线。

[2] AB 线：耳轮内缘上，设耳轮脚切迹至对耳轮下脚间中、上 1/3 交界处为 A 点；设耳轮脚消失处至 D 点连线的中、后 1/3 交界处为 B 点。A 点向 B 点作一条与对耳轮耳甲艇缘弧度大体相仿的曲线，即为 AB 线。

耳穴	定位
肺	在心、气管区周围处，即耳甲 14 区
脾	在 BD 线[1] 下方，耳甲腔的后上部，即耳甲 13 区
心	在耳甲腔正中凹陷处，即耳甲 15 区
胃	在耳轮脚消失处，即耳甲 4 区
肾	在对耳轮下脚下方后部，即耳甲 10 区
内分泌	在屏间切迹内，耳甲腔的底部，即耳甲 18 区
神门	在三角窝后 1/3 的上部，即三角窝 4 区
肝	在耳甲艇的后下部，即耳甲 12 区
外鼻	在耳屏外侧面中部，即耳屏 1、2 区之间
大肠	在耳轮脚及部分耳轮与 AB 线[2] 之间的前 1/3 处，即耳甲 7 区
耳背沟	在对耳轮沟和对耳轮上、下脚沟处
缘中	在对耳屏游离缘上，对屏尖与轮屏切迹之中点处，即对耳屏 2、3、4 区交点处
下屏	在耳屏外侧面下 1/2 处，即耳屏 2 区
耳尖	在耳郭向前对折的上部尖端处，即耳轮 6、7 区交界处